Eva Marbach

Heilen mit Schwedenkräutern

Das bewährte Hausmittel gegen zahlreiche
Gesundheitsbeschwerden

I0100037

EMV

Schwedenkräuter sind ein traditionelles Kräuterheilmittel, das man innerlich und äußerlich gegen eine große Zahl von Beschwerden und Krankheiten einsetzen kann. Mit Schwedenkräutern hat man einen vielseitigen Tausendsassa in seiner Hausapotheke, der über manches Gesundheitsproblem hinweghelfen kann.

Wer will, kann sich Schwedenkräuter ganz einfach selber ansetzen, man bekommt das wertvolle Elixier jedoch auch fertig in der Apotheke.

In diesem Buch erfahren Sie, wie man Schwedenkräuter zubereitet und anwendet. Zum besseren Verständnis gibt es dazu Foto-Anleitungen. Für viele Krankheiten finden Sie Anleitungen zur gezielten Anwendung der Schwedenkräuter.

Über die Autorin:

Eva Marbach, Jahrgang 1962, ist seit 19 Jahren Heilpraktikerin. Im vorliegenden Buch widmet sie sich den Schwedenkräutern, die ihr als Kräuterheilkundige sehr am Herzen liegen. Im Internet schreibt und betreut Eva Marbach zahlreiche Webseiten zu Gesundheitsthemen.

Eva Marbach

Heilen mit Schwedenkräutern

Das bewährte Hausmittel gegen zahlreiche
Gesundheitsbeschwerden

Eva Marbach Verlag

Bibliografische Information der Deutschen Nationalbibliothek

Die Deutsche Nationalbibliothek verzeichnet diese Publikation in der Deutschen Nationalbibliografie; detaillierte bibliografische Daten sind im Internet über http://dnb.d-nb.de abrufbar.

Originalausgabe

Eva Marbach Verlag, Breisach

Copyright © 2009: Eva Marbach Verlag, Breisach

http://verlag.eva-marbach.net

Umschlaggestaltung: Eva Marbach

Herstellung: Books on Demand GmbH, Norderstedt

Printed in Germany

ISBN-10: 3-938764-08-2

ISBN-13: 978-3-938764-08-4

Inhaltsverzeichnis

Inhaltsverzeichnis

Inhaltsverzeichnis

Hausmittel Schwedenkräuter

Die Schwedenkräuter, auch Schwedenbitter genannt, sind eine starke Kräutertinktur, die vorwiegend aus verschiedenen Bitter-Kräutern zubereitet wird.

Über einen Magenbitter gehen die Schwedenkräuter aber erheblich hinaus, unter anderem durch ihren hohen Gehalt an Kampfer und den geheimnisumwitterten Theriak.

Man kann mit Schwedenkräutern also einerseits Verdauungsbeschwerden lindern, sie leisten aber auch bei zahlreichen anderen Gesundheitsbeschwerden wertvolle Dienste.

Innerlich eingenommen beleben sie und stärken Stoffwechselvorgänge und das Immunsystem.

Schon allein diese Eigenschaften begründen ihre Heilwirkung auf fast alle Arten von Alltagserkrankungen. Die Anwendungsgebiete reichen denn auch von der einfachen Erkältung, über Stoffwechselschwäche und Schmerzen bis hin zu Frauenbeschwerden. In früheren Zeiten wurden die Schwedenkräuter sogar gegen die Pest eingesetzt.

Auch äußerlich angewendet haben die Schwedenkräuter viel zu bieten.

Die Kräutermischung wirkt antibakteriell, entzündungshemmend und durchblutungsfördernd. Durch den Kampfer kommt eine deutliche Kühlwirkung zustande, die aber, wenn eher Wärme gebraucht wird, durch die Durchblutungsförderung in Wärme umschlägt. Man kann die Schwedenkräuter also sowohl bei einer akuten Verstauchung anwenden, wenn Kühle gebraucht wird, als auch bei Bauchkrämpfen, wenn Wärme nötig ist.

Äußerlich angewandte Schwedenkräuter wirken sich einerseits direkt auf die Haut und auf den Bewegungsapparat aus und andererseits durch die Haut auf die inneren Organe. Viele innere Beschwerden kann man also mit einem Schwedenkräuter-Umschlag oder mit einer Einreibung behandeln. Dies ermöglicht auch die Schwedenkräuter-Anwendung bei Kindern, denn aufgrund des Alkoholgehaltes sollten Kinder die Schwedenkräuter möglichst nicht innerlich einnehmen.

Wenn man in seiner Hausapotheke nur Platz für ein einziges Mittel hätte, wären die Schwedenkräuter bestimmt eine gute Wahl.

Geschichte der Schwedenkräuter

Schon fast seitdem Menschen Heilpflanzen zur Behandlung von Krankheiten nutzen, wurden sie wahrscheinlich auch gemischt, um eine besonders gute Wirkung zu erzielen.

Aus dem Altertum sind uns solche Kräutermischungen überliefert. Zu großem Ruhm gelangte der Theriak, der 170 v. Chr. von Nikandros von Kolophon erstmals erwähnt wurde. Der Theriak galt als Allheilmittel, der vor allem als Gegengift gegen alle Arten von Giften eingesetzt wurde. Er enthielt zahlreiche Zutaten, die im Laufe der Jahrhunderte immer mehr wurden, bis sie zu Beginn der Neuzeit auf möglicherweise 600 Zutaten anwuchsen.

Man kann wohl davon ausgehen, dass die Schwedenkräuter auch dieser Tradition der alleskönnenden Mischkräuter-Zubereitungen entstammen. In den Schwedenkräutern ist ein moderner Theriak sogar als einer der Bestandteile enthalten.

Wann die Schwedenkräuter zu einer eigenen Klasse der Kräutermischungen wurden, ist nicht bekannt. Kennzeichnend für die Schwedenkräuter ist die Angelikawurzel, denn die Angelika ist eine Heilpflanze des Nordens und kommt im Mittelmeerraum nicht vor.

Manche sprechen dem bekannten Kräuterheiler Paracelsus, der von 1493 bis 1541 lebte, die Erfindung der Schwedenkräuter zu. Wenn dem so wäre, würde es die Schwedenkräuter in eine sehr schöne alte Tradition stellen, denn Paracelsus genießt in unserer Zeit ein besonders hohes Ansehen und ist wohl der bekannteste der alten Kräuterheiler. Dagegen spricht jedoch, dass Paracelsus die Verwendung von exotischen Heilpflanzen ablehnte, weil er der Überzeugung war, dass jede Gegend ihre eigenen Heilmittel hervorbringt, die vor Ort jeweils die beste Wirkung erzielen könnten. In den Schwedenkräutern ist jedoch reichlich Kampfer enthalten, eine Heilpflanze, die weder in Mitteleuropa noch in Schweden vorkommt, sondern nur im fernen Asien.

Dennoch ist es sehr wahrscheinlich, dass die Schwedenkräuter unter den verschiedensten Namen und mit unterschiedlichen Rezepturen seit Jahrhunderten einen wichtigen Platz in den Hausapotheken einnahmen.

Vermutlich gelangten erste Schwedenkräuter-Mischungen im 30-jährigen Krieg (1618 - 1648) nach Mitteleuropa, als schwedische Wundärzte damit ihre verletzten und kranken Soldaten behandelten.

Die bekannte Geschichte der Schwedenkräuter beginnt zwischen 1641 und 1724 in Schweden.

Der Arzt Dr. Urban Hjärne war Leibarzt des schwedischen Königshauses. Seine Lebensdaten sind nachweislich bekannt. Er wurde 83 Jahre alt, was manch einer der regelmäßigen Verwendung der Schwedenkräuter zuspricht. Eine Kräutermischung namens Elixir amarum Hjaerneri (ad longam vitam) ist uns von Dr. Hjärne überliefert. Übersetzt heißt der Name dieser Kräutermischung: Bitteres Heilmittel von Hjärne (zum langen Leben).

Über dieses Elixir wurde im Jahre 1800 ein Schriftstück verfasst. In dieser Schrift wird das Mittel Wunder-Cron-Essenz genannt. Es wird für zahlreiche Beschwerden empfohlen, unter anderem Fieber, geschwollene Beine, festsitzenden Husten, Gicht, Lähmungen, Schwindel und Koliken.

Das Elixier von Hjärne wurde seit dem Ende des 18. Jahrhunderts in Deutschland als Kronessenz verkauft.

Mehrere andere schwedische Ärzte werden in Legenden genannt, wenn es um die Überlieferung der Schwedenkräuter geht.

Maria Treben führt die Schwedenkräuter auf einen Dr. Samst zurück, der im Alter von 104 Jahren bei einem Reitunfall gestorben sei. In seinem Nachlass sei das Originalrezept der Schwedenkräuter und eine alte Handschrift über ihre Anwendung gefunden worden.

Die "alte Handschrift" ist eine beliebte Quelle für Informationen über die Nutzung der Schwedenkräuter. Sie listet in 46 Punkten verschiedene Anwendungsgebiete und Anwendungsarten der Schwedenkräuter auf.

Teilweise muten die Anwendungsmöglichkeiten aus der alten Handschrift durchaus altertümlich an, beispielsweise:

" 43. Bei Pest und anderen ansteckenden Krankheiten ist es gut, wenn man am Tage öfters davon nimmt, denn sie heilen Pestgeschwüre und -beulen, selbst wenn sie schon im Halse stäken."
" 22. Wenn jemand in Ohnmacht liegt, öffnet man ihm nötigenfalls den Mund, gebe ihm einen Esslöffel der Tropfen ein und der Kranke wird zu sich kommen."
Achtung! Den 22. Anwendungsvorschlag sollte man keinesfalls ausführen, denn es besteht die Gefahr der Erstickung. Stattdessen bringt man den Bewusstlosen besser in die stabile Seitenlage.

Da die Anwendungsvorschläge aus heutiger Sicht teilweise obskur und sogar gefährlich sein können, verzichten wir auf den vollständigen Abdruck der "Alten Handschrift". Die einzelnen Anwendungsvorschläge werden im Kapitel "Anwendungsgebiete" bei den jeweiligen Krankheiten aufgeführt.

Außer Dr. Hjärne und Dr. Samst werden weitere schwedische Ärzte als Überlieferer des Schwedenkräuter-Rezeptes genannt. Sie heißen beispielsweise Dr. Yernest, Dr. Ernst oder Dr. Gernert. Den schwedischen Ärzten, die in der jeweiligen Legende das geheime Schwedenkräuter-Rezept überliefert haben sollen, wird meistens ein sehr hohes Lebensalter nachgesagt, bis zu 132 Jahre.

Seit dem Ende des 18. Jahrhunderts wurden die Schwedenkräuter vermutlich immer in der einen oder anderen Variante in der Volksheilkunde angewendet.

Zu enormer Bekanntheit brachten es die Schwedenkräuter, als die Kräuterheilerin Maria Treben (1908 bis 1991) sie weltweit bekannt machte. Sie berichtete von der Geschichte der Schwedenkräuter, veröffentlichte die alte Handschrift und erzählte in vielen Fallgeschichten von der wundersamen Wirkung der Schwedenkräuter. Da ihr Buch ein Weltbestseller wurde, gelangten auch die Schwedenkräuter zu Weltruhm.

Heute bekommt man die Ansetzkräuter in Deutschland in jeder guten Apotheke und in vielen Kräuterhandlungen.

Die Bezeichnung "Schwedenkräuter" ist übrigens nicht ihr einziger Name. Passend zu ihrer Vielfältigkeit gibt es auch viele Namen für die Schwedenkräuter:

- Schwedenbitter
- Bitterer Schwedentropfen, Schwedenjoerg
- Schwedentrunk, Alter Schwede
- Crancampo
- Universaltropfen
- Langes Leben Elixier, Lebenselixier
- Wunder-Cron-Essence, Kronessenz
- Elixir amarum Hjaerneri, Elixir ad vitam longam

In anderen Kulturen gibt es übrigens auch verschiedene Rezepte für Universal-Heilmittel, beispielsweise das "Auf Adlers Flügeln schwingende Lebenselixier" der nordamerikanischen Indianer.

Schwedenkräuter-Rezepte

Für die Schwedenkräuter gibt es mehrere verschiedene Rezepturen.

Allen gemeinsam ist eine Vielzahl von bitteren Wurzeln, die die Verdauung anregen, z.b. Angelikawurzel, Enzianwurzel. Außerdem sind in allen Rezepturen mehr oder weniger starke abführende Heilpflanzen, z.b. Aloe, Rhabarber oder Sennesblätter.

Theriak ist ein weiterer typischer Bestandteil der Schwedenkräuter. Beim Theriak handelt es sich nicht um eine einzelne Heilpflanze, sondern um eine klassische Kräutermischung, ähnlich wie die Schwedenkräuter.

Eine wichtige Rolle in den Schwedenkräuter-Rezepturen spielt auch der Kampfer. Ein hoher Kampfergehalt, wie im kleinen Schwedenbitter enthalten, lässt die Schwedenkräuter sehr intensiv wirken. Mit einem geringen Kampfergehalt, wie beim großen Schwedenbitter wirkt die gesamte Mischung eher mild und ist vor allem für die Anwendung als Magenbitter geeignet.

Die unterschiedlichen Rezepturen haben sich vermutlich im Laufe der Zeit entwickelt. Je nachdem, welche Kräuter verfügbar waren und welche Wirkung in erster Linie gewünscht wurde, kamen Zutaten hinzu oder wurden weggelassen.

Ein "echtes" Originalrezept wird man daher wohl vergeblich suchen, weil dies im Dunkel der Geschichte verloren gegangen ist und auch bestimmt nicht "Schwedenkräuter" oder ähnlich hieß.

Bei frei verkäuflichen Schwedenkräuter-Mischungen spielt auch eine Rolle, dass einer hoher Gehalt an Aloe apothekenpflichtig ist. Diese Zutaten müssen ersetzt werden, wenn die Mischungen in Kräuterhandlungen verkauft werden sollen.

Förderliche Wechselwirkung

Die einzelnen Bestandteile der Schwedenkräuter sind für sich genommen schon wertvolle Heilpflanzen.

In der Kombination als Schwedenkräuter treten sie jedoch in eine verstärkende Wechselwirkung miteinander, sodass die Mischung größer ist als die Summe der Bestandteile.

Kleiner Schwedenbitter

Der kleine Schwedenbitter gilt als die wirksamste Rezeptur der Schwedenkräuter.

Dies wird nicht nur von Maria Treben so gesagt, die ausschließlich den kleinen Schwedenbitter verwendet, sondern auch von zahlreichen Anwendern der Schwedenkräuter.

Doch was macht den kleinen Schwedenbitter so besonders wirksam, auch im Vergleich zu den anderen Rezepturen?

Betrachten wir zunächst die Rezeptur des kleinen Schwedenbitters:

- 10 gr Aloe
- 5 gr Myrrhe
- 0,2 gr Safran
- 10 gr Sennesblätter
- 10 gr Naturkampfer
- 10 gr Zitwerwurzel
- 10 gr Manna
- 5 gr Eberwurzel
- 10 gr Angelikawurzel
- 10 gr Rhabarberwurzel
- 10 gr Theriak venezian
- 1,5 Liter Doppelkorn

Statt Aloe kann auch Enzianwurzel oder Wermutpulver verwendet werden. Das spielt eine Rolle in Hinblick auf die Apothekenpflicht. Weil Aloe als starkes Abführmittel gilt, darf der kleine Schwedenbitter in der Originalrezeptur nur in Apotheken verkauft werden.

Beim Kampfer sollte man unbedingt darauf achten, dass man Naturkampfer nimmt. Synthetischer Kampfer ist manchmal schlechter verträglich als Naturkampfer. Ihm werden auch gesundheitsschädliche Wirkungen nachgesagt.

Der kleine Schwedenbitter beinhaltet vorwiegend Heilpflanzen, die auch heutzutage relativ leicht zu erhalten sind, auch wenn nicht alle Pflanzen sehr bekannt und gängig sind, z.B. Manna oder Zitwerwurzel.

Auf die einzelnen Zutaten wird in einem extra Kapitel ab Seite 28 ausführlich eingegangen.

Großer Schwedenbitter

Das Rezept des großen Schwedenbitters ist weniger bekannt als das des kleinen Schwedenbitters.

In der ersten Auflage von Maria Trebens weltbekanntem Kräuterbuch wurde das Rezept des großen Schwedenbitters abgedruckt. In den späteren Auflagen fehlte dieses Rezept und Frau Treben schrieb, dass es ursprünglich ohne ihr Wissen gedruckt worden war. Maria Treben selbst hat ausschließlich Erfahrungen mit dem kleinen Schwedenbitter gemacht.

Hier die Rezeptur des großen Schwedenbitters, wie er von meiner bevorzugten Apotheke hergestellt wird:

- 26 g Aloe oder Wermut
- 18 g Rhabarber
- 18 g Theriak venezian
- 18 g Kalmus
- 13 g Myrrhe
- 9 g Zitwerwurzel
- 7 g Angelikawurzel
- 7 g Enzianwurzel
- 4 g Eberwurz
- 5 g Lärchenschwamm
- 2 g Sennesblätter
- 2 g Kampfer echt
- 2 g Tormentill
- 2 g Bibergail
- 2 g Muskatblüte
- 1 g Safran
- 5 g roter Ton - Terra sigulata - Bolus rubra
- 7 g Diotöm - Kieselerde
- 35 g Muskatbohne
- 2,5 Liter Doppelkorn

Der große Schwedenbitter enthält deutlich mehr Zutaten als der kleine. Wahrscheinlich ist diese Tatsache der Grund für seinen Namen.

Einige der Zutaten sind heutzutage sehr exotisch, z.B. Lärchenschwamm.

Muskatnuss im großen Schwedenbitter?

In manchen Rezepten für den großen Schwedenbitter findet man 35 Gramm Muskatnuss, in anderen Rezepten, unter anderem Maria Trebens erster Buchauflage, hingegen 35 Gramm Muskatbohne.

Muskatbohnen sind mitnichten das Gleiche wie die Muskatnuss, sie sind sogar erheblich unterschiedlich. Die Muskatbohnen sind eine relativ unbekannte Heilpflanze aus Brasilien, die eine milde Wirkung auf das Verdauungssystem haben. Sie sind ein wenig kampferähnlich, weil sie ähnliche ätherische Öle enthalten. Aber sie sind wesentlich sanfter als der Kampfer.

Der Geschmack und Geruch der Muskatbohnen ähnelt in geringem Maße der Muskatnuss, weshalb sie manchmal in der Küche als Ersatz für Muskatnuss verwendet werden. Ihr muskatähnliches Aroma ist jedoch sehr viel sanfter als das der Muskatnüsse.

Da die Muskatbohnen mild sind, kann man sie dem großen Schwedenbitter durchaus in großer Menge beifügen.

Wenn man in die Mischung des großen Schwedenbitters jedoch 35 Gramm Muskatnuss geben würde, dann hätte er wohl eine sehr unangenehme Wirkung.

Muskatnuss in so großen Mengen bewirkt Übelkeit und kann auch zu Halluzinationen führen. Daher verwendet man Muskatnuss auch in der Küche immer nur in kleinen Mengen.

Wenn man noch nie von der Muskatbohne gehört hat, was wohl auf die meisten Menschen zutrifft, dann kommt man leicht auf die Idee, dass eigentlich Muskatnuss gemeint sein soll. Aber 35 Gramm Muskatnuss sind einfach zu viel für die große Schwedenbitter Mischung.

Mehr Informationen über Muskatbohne finden Sie auf Seite 47.

Vergleich kleiner und großer Schwedenbitter

Der kleine Schwedenbitter steht im Ruf, besonders wirksam zu sein.

Doch was macht den kleinen Schwedenbitter so besonders wirksam?

Zu diesem Zweck vergleichen wir kleinen und großen Schwedenbitter:

Zutat	Kleiner Schw.B.	Großer Schw.B.	Großer Umgerechnet	Vergleich Klein/Groß
Aloe oder Wermut	10	26	13	0,77
Myrrhe	5	13	6,5	0,77
Safran	0,2	1	0,5	0,40
Sennesblätter	10	2	1	10,00
Kampfer	10	2	1	10,00
Zitwerwurzel	10	9	4,5	2,22
Manna	10		0	unendlich
Eberwurzel	5	4	2	2,50
Angelikawurzel	10	7	3,5	2,86
Rhabarberwurzel	10	18	9	1,11
Theriak venezian	10	18	9	1,11
Kalmus		18	9	
Enzian		7	3,5	
Lärchenschwamm		5	2,5	
Tormentill		2	1	
Bibergail		2	1	
Muskatblüte		2	1	
Roter Ton		5	2,5	
Diotöm		7	3,5	
Muskatbohne		35	17,5	
	90,2	**183**	**91,5**	

Erklärung der Tabelle

In der Vergleichstabelle sieht man in der zweiten Spalte die Gramm-Mengen des kleinen Schwedenbitters und in der dritten Spalte die Gramm-Menge des großen Schwedenbitters.

Da der große Schwedenbitter insgesamt mehr als doppelt so viele Gramm enthält wie der kleine Schwedenbitter, werden die Mengen in der vierten Spalte umgerechnet (halbiert), damit die Mengen zueinander passen.

In der letzten Spalte werden die Mengen des kleinen Schwedenbitters und die umgerechneten Mengen des großen Schwedenbitters miteinander verglichen.

- Die Zahl "1" würde bedeuten, dass beide gleich viel von einem Kraut enthalten.
- Unter 1 bedeutet, dass im kleinen Schwedenbitter weniger von einem Kraut enthalten sind als im großen Schwedenbitter.
- Eine Zahl über 1 bedeutet, dass im kleinen Schwedenbitter mehr von einem Kraut enthalten sind als im großen Schwedenbitter.

Vergleich der Inhaltstoffe

Interessant für die Frage, warum und inwiefern der kleine Schwedenbitter stärker wirkt, sind vor allem die Zutaten, von denen es im kleinen Schwedenbitter mehr gibt als im großen Schwedenbitter.

Manna kommt nur im kleinen Schwedenbitter vor

Besonders auffällig ist, dass Manna nur im kleinen Schwedenbitter vorkommt und überhaupt nicht im großen Schwedenbitter.

Kann das Manna die besonders intensive Wirkung des kleinen Schwedenbitters erklären?

Manna ist ein sanftes Abführmittel, das auch ein wenig harntreibend wirkt.

Das sind zwar wertvolle Eigenschaften, aber im Vergleich zu den anderen Zutaten der Schwedenkräuter handelt es sich um eine milde Substanz, die nicht für eine besonders intensive Wirkung spricht.

Mehr über Manna erfahren Sie auf Seite 45.

Sennesblätter sind zehnfach enthalten

Im kleinen Schwedenbitter sind zehn mal so viel Sennesblätter enthalten wie im großen Schwedenbitter.

Sennesblätter haben eine ausgeprägte abführende Wirkung.

Man kann bei ihnen durchaus von einer intensiven Wirkung sprechen.

Sind die Sennesblätter etwa für die stärkere Wirkung des kleinen Schwedenbitters verantwortlich?

Die erhöhte Menge an Sennesblätter intensiviert die Wirkung des kleinen Schwedenbitters bestimmt ein wenig.

Jedoch gibt es im großen Schwedenbitter einige andere abführende Mittel, die die fehlenden Sennesblätter ausgleichen können.

Das sind beispielsweise der Lärchenschwamm und mehr Aloe als im kleinen Schwedenbitter.

Daher halte ich die Sennesblätter nicht für den entscheidenden Unterschied zugunsten des kleinen Schwedenbitters.

Mehr über Sennesblätter erfahren Sie auf Seite 53.

Kampfer ist zehnfach enthalten

Im kleinen Schwedenbitter ist zehn mal so viel Kampfer enthalten wie im großen Schwedenbitter.

Kampfer ist ein sehr intensives Heilmittel. Es ist für den starken minzartigen Geruch des kleinen Schwedenbitters hauptverantwortlich.

Kampfer regt die Durchblutung sehr stark an und wirkt außerdem kühlend, schmerzlindernd, antibakteriell und entzündungshemmend.

Innerlich eingenommen fährt er wie ein anregender Besen durch den Körper. In hoher Dosis hat Kampfer sogar eine gewisse Giftwirkung, so intensiv ist er.

Im großen Schwedenbitter sind zwar sehr viele Muskatbohnen enthalten, die kampferähnliche ätherische Öle enthalten. Aber die Wirkung ist nicht mit der Stärke des Kampfers zu vergleichen.

Daher halte ich den Kampfer für den wesentlichen Intensitätsverstärker im kleinen Schwedenbitter.

Mehr über Kampfer erfahren Sie auf Seite 40.

Andere Unterschiede zugunsten des kleinen Schwedenbitters

Außer den drei Kräuter, die im kleinen Schwedenbitter in erheblich größerer Menge enthalten sind, gibt es noch einige, die etwas mehr enthalten sind.

Sie sind aber nur etwa zwei bis drei Mal so viel enthalten wie im großen Schwedenbitter.

Bei diesen Kräutern handelt es sich um:

- Zitwerwurzel
- Eberwurzel
- Angelikawurzel

Zitwerwurzel und Eberwurzel sind ausgesprochene Bitterpflanzen, die die Verdauung anregen. Sie werden im großen Schwedenbitter vor allem durch den Enzian ausgeglichen.

Die Angelikawurzel hat zahlreiche Fähigkeiten. Sie regt nicht nur die Verdauung an, sondern wirkt auch antibakteriell und kraftspendend. Ihre Heilwirkungen sind ausgesprochen vielseitig. Die verringerte Angelikawurzel kann im großen Schwedenbitter teilweise durch den Kalmus ausgeglichen werden, der weitgehend ähnlich wirkt, obwohl er einer anderen Pflanzenfamilie angehört.

Mehr über die Zutaten des Schwedenbitters erfahren Sie ab Seite 28.

Vorteile des kleinen Schwedenbitters

Der kleine Schwedenbitter ist vor allem aufgrund seines hohen Kampfergehaltes intensiver als der große Schwedenbitter.

Bei der äußerlichen Anwendung kann man vom kleinen Schwedenbitter eine besonders hohe Wirksamkeit erwarten.

Auch innerlich eingenommen hat der kleine Schwedenbitter eine heftige Wirkung. Das ist wünschenswert, wenn man dem Körper sehr starke Heilsignale setzen will, kann aber für empfindliche Menschen zu heftig sein.

Unterschiede zugunsten des großen Schwedenbitters

Der große Schwedenbitter gilt zwar als schwächer als der kleine Schwedenbitter, aber von vielen Anwendern wird dies vor allem vermutet, weil sie ihn nie ausprobiert haben.

Die Mischung des großen Schwedenbitters enthält einige Zutaten in größerer Menge als im kleinen Schwedenbitter und einige Zutaten, die im kleinen gar nicht enthalten sind.

Die meisten dieser Kräuter wirken sehr ähnlich wie andere im kleinen Schwedenbitter.

Kalmus und Enzian stärken vor allem die Verdauung und dienen zumindest teilweise als Ersatz für andere Kräuter, die weniger vertreten sind.

Lärchenschwamm wirkt stark abführend und ersetzt Sennesblätter und Manna.

Tormentill wirkt blutstillend, entzündungshemmend, antibakteriell und adstringierend. Man kann ihn unter anderem gegen Durchfall und Halsentzündungen einsetzen. Vor allem die adstringierende Eigenschaft hebt ihn von den anderen Kräutern im Schwedenbitter etwas ab. Dadurch ist Tormentill eine echte Bereicherung im großen Schwedenbitter.

Bibergeil ist ein Sekret des Bibers, also ein tierisches Produkt. In der Heilkunde wird Bibergeil als Krampflöser eingesetzt. Es soll auch erotisierend wirken. Ob Bibergeil eine Bereicherung des großen Schwedenbitters ist, sei dahingestellt.

Etwas Muskatblüte ist im großen Schwedenbitter enthalten. Sie wirkt vor allen verdauungsfördernd.

Außerdem findet man in der Rezeptur jede Menge Muskatbohnen (35 Gramm). Bei den Muskatbohnen handelt es sich nicht um die bekannte Muskatnuss, sondern um eine ganz andere Pflanze, die erheblich milder wirkt. Die Hauptwirkung der Muskatbohne ist eine Stärkung der Verdauung. Da die Muskatbohnen relativ viel ätherische Öle enthalten, die denen des Kampfers ähneln, dienen sie auch als milde Ergänzung für den Kampfer (Siehe auch Seite 16 und 47).

Die Kieselerde und der rote Ton, die im großen Schwedenbitter enthalten sind, unterstützen die Reifung der Tinktur und gelangen auch als Schwebeteilchen in die Schwedenkräuter-Flüssigkeit. Diese Inhalte stärken das Bindegewebe und helfen gegen Darmgase.

Mehr über die Zutaten des Schwedenbitters erfahren Sie ab Seite 28.

Vorteile des großen Schwedenbitters

Der große Schwedenbitter ist vergleichsweise milde, weil er nur wenig Kampfer enthält. Anstelle der intensiven Wirkung des Kampfers beinhaltet der große Schwedenbitter verstärkt krampflösende und entzündungshemmende Heilpflanzen.

Seine Stärken liegen besonders im Bereich eines Magenbitters jedoch mit weitreichenden zusätzlichen Fähigkeiten.

Daher ist der große Schwedenbitter sinnvoll, wenn man eine empfindliche Verdauung hat und den kleinen Schwedenbitter innerlich nicht verträgt.

Andere Schwedenkräuter-Rezepte

Für Schwedenkräuter-Zubereitungen gibt es außer dem kleinen und dem großen Schwedenbitter noch zahlreiche andere Rezepturen.

Allen gemeinsam ist ein hoher Anteil an bitteren Kräutern und eine gewisse Abführwirkung. Ansonsten unterscheiden sie sich teilweise erheblich.

Hier stellen wir einige Schwedenkräuter-Rezepte vor:

Alter kleiner Schwedenbitter

In der ersten Auflage von Maria Trebens Kräuterbuch war das Rezept des kleinen Schwedenbitters noch etwas anders als in späteren Auflagen.

- 20 g Aloe
- 10 g Myrrhe
- 2 g Safran
- 10 g Sennesblätter
- 10 g Manner (Manna)
- 10 g Eberwurz
- 10 g Angelikawurzel
- 10 g Kampfer
- 10 g Zitwerwurzel
- 10 g Theriak venezian

In diesem Rezept ist doppelt so viel Aloe, Myrrhe und Eberwurzel enthalten.

Zehnmal so viel Safran ist in diesem alten Rezept enthalten, was die Mischung mit Sicherheit recht teuer macht.

Die Rhabarberwurzel fehlt in diesem Rezept. Sie wird wohl durch die Aloe sehr gut ausgeglichen.

Insgesamt wirkt diese Mischung wohl nahezu gleich wie das heutige Rezept des kleinen Schwedenbitters. Auch der Praxistest hat bisher keine deutlichen Unterschiede ergeben.

Dr. Ernst'sches Mittel von 1700

Die schwedische Lebensessenz vom schwedischen Arzt Dr. Ernst ist eines der ältesten überlieferten Schwedenkräuter-Rezepte. Es stammt etwa von 1700.

Dr. Ernst und seine Familie sollen über hundert Jahre alt geworden sein.

- 20 g Aloe
- 10 g Angelikawurzel
- 10 g Rhabarber
- 10 g Theriak
- 2,5 g Enzian
- 2,5 g Kalmus
- 2,5 g Lärchenschwamm
- 2,5 g Myrrhe
- 2,5 g Safran
- 2,5 g Zitwer
- 0,5 Liter verdünnter Alkohol

Dieses Rezept ähnelt relativ stark dem großen Schwedenbitter. Es enthält beispielsweise Lärchenschwamm, Enzian und Kalmus.

Es enthält jedoch keine Muskatbohnen und auch keine Kieselerde, roten Ton und einige andere Kräuter.

Die große Safran-Menge würde dieses Rezept heutzutage sehr teuer machen.

Seine Wirkung ist wohl vor allem wie ein kräftiger Magenbitter mit Abführwirkung.

Aber auch äußerlich angewendet dürfte diese Mischung relativ gut wirken, aber ohne die Intensivtät des kleinen Schwedenbitters.

Altes Rezept aus einer Apothekerzeitung von 1936

Hier haben wir ein relativ altes Rezept, das 1936 in einer Apothekerzeitung veröffentlich wurde.

- 35,50 g Aloe

- 3,75 g Zitwerwurzel
- 3,75 g Safran
- 3,75 g Enzian
- 3,75 g Lärchenschwamm
- 3,75 g Rhabarber
- 3,75 g Theriak venezian
- 50,0 g Wacholder-Latwerge

In diesem Rezept ist sehr viel Aloe enthalten, daher hat es wohl eine starke Abführwirkung.

Viel Safran gehört in dieses Rezept, was die Mischung sehr teuer macht.

Als Basis finden wir eine größere Menge Wacholder-Latwerge; eine Zutat, die in anderen Schwedenkräuter-Rezepten nicht vorkommt. Wacholder ist jedoch sehr gut für die Verdauung und auch für die äußerliche Anwendung und erfüllt hier bestimmt zuverlässig seinen Zweck. Wacholder schmeckt auch recht angenehm und leicht süß, sodass die Mischung etwas wohlschmeckender wird.

Kampfer ist nicht enthalten, sodass die kühlende Wirkung wegfällt.

Die Wirkung dieses Rezeptes ähnelt wohl eher dem großen Schwedenbitter als dem kleinen, hat aber durch den Wacholder einen ganz eigenen Charakter.

Schwedenkräuter gross

Bei Kräuterhändlern findet man häufig eigene Schwedenkräuter-Mischungen mit abgewandelten Rezepten.

Das nachfolgende Rezept stammt vom Kräuterparadies Lindig aus München.

Die Mengen sind leider nicht angegeben, aber die Reihenfolge zeigt wohl die Kräuter mit der größten Menge oben, weil dies bei Zutatenlisten üblich ist.

- Wermutkraut
- Angelikawurzel
- Theriak
- Rhabarberwurzel
- Myrrhe
- Zitwerwurzel

- Kieselerde
- Enzianwurzel
- Tonerde
- Eberwurzel
- Muskatblüte
- Kampfer
- Tormentillwurzel
- Sennesblätter
- Safran
- Muskatnuss

Das Rezept wird als "Schwedenkräuter gross" bezeichnet und auch die Inhaltstoffe weisen ganz klar auf den großen Schwedenbitter hin.

Die Aloe wurde durch Wermut ersetzt, was vermutlich mit der Rezeptpflicht bei größeren Aloe-Mengen zusammenhängt.

Muskatnuss steht ganz am Ende der Liste. Das deutet darauf hin, das von dieser Zutat am allerwenigsten in der Mischung enthalten ist. Wenn hier Muskatnuss anstelle von Muskatbohnen verwendet wird, dann ist es auch sehr sinnvoll, nur eine geringe Menge zu verwenden.

Lärchenschwamm, Bibergeil und Kalmus fehlen. Bei den beiden ersten liegt das vielleicht daran, dass beide Zutaten selten sind und für die Wirkung des großen Schwedenbitters nicht unbedingt gebraucht werden. Warum der Kalmus fehlt, ist mir nicht klar.

Obwohl einige Zutaten im Vergleich zu einem Apotheken-Großen-Schwedenbitter ersetzt wurden oder fehlen, wirkt diese Mischung im Großen und Ganzen wohl sehr ähnlich wie der klassische große Schwedenbitter. Auch in der praktischen Erprobung wurden keine deutlichen Unterschiede festgestellt.

Schwedenkräuter für Kräuterbitter

Das nachfolgende Rezept stammt von der Firma Kräuter-Mix GmbH in Abtswind. Man kann Produkte dieses Anbieters bei vielen Kräuterhändlern finden.

In der Grundzusammensetzung entspricht dieses Rezept weitgehend dem kleinen Schwedenbitter.

- Angelikawurzel

- Zitwerwurzel
- Wermutkraut
- Manna
- Sennesblätter
- Theriak
- Eberwurzel
- Rhabarberwurzel
- Myrrhe
- Kampfer
- Safran

Die Aloe wurde in diesem Rezept durch Wermut ersetzt, was bei frei verkäuflichen Schwedenkräuter-Mischungen verbreitet ist.

Leider findet man auch bei diesem Rezept keine Mengenangabe, sodass man über die Mengen nur spekulieren kann. Vermutlich gibt jedoch die Reihenfolge grobe Informationen über die Mengenverhältnisse..

Der Kampfer steht in diesem Rezept an zweitletzter Stelle. Das deutet auf eine geringere Kampfermenge als im Originalrezept von Maria Treben hin. Auch ein Geruchstest deutet auf einen geringeren Kampferanteil bei diesem Rezept hin.

Der vermutliche geringere Kampfer-Anteil dürfte die Wirkung dieser Mischung abschwächen im Vergleich zum kleinen Schwedenbitter, vor allem was die äußerliche Wirkung angeht. Günstig ist die Abschwächung jedoch für die innerliche Anwendung bei Magenempfindlichen.

Die anderen Zutaten entsprechen jedoch weitgehend dem kleinen Schwedenbitter, sodass auch ihre Wirkung ähnlich sein müsste.

Im Praxistest wurden kaum Unterschiede zwischen kleinem Schwedenbitter und dieser Mischung beobachtet, bis auf etwas weniger Kühleffekte.

Jacobus-Schwedenkräuter

Die Schwedenkräuter von Jacobus sind relativ bekannt. Die Firma bietet einerseits einen kleinen Schwedenbitter an und andererseits eine eigene Mischung, die sich ziemlich stark von der Rezeptur des kleinen Schwedenbitters unterscheidet.

Die Rezeptur basiert eher auf dem großen Schwedenbitter, ist aber auch von diesem relativ verschieden.

26

- 6,8 g Kap-Aloe
- 2,0 g Angelikawurzel
- 0,8 g Lärchenschwamm
- 0,4 g Myrrhe
- 1,6 g Zitwerwurzel
- 2,4 g Rhabarberwurzel
- 2,0 g Pomeranzenschale
- 1,6 g Fenchel
- 0,8 g Galgantwurzel
- 0,8 g Enzianwurzel
- 4,0 g Süßholzsaft
- 2,0 g Sennesfrüchte
- 14,8 g Brauner Kandis
- in 0,5 Liter ansetzen

Einige typische Zutaten des großen Schwedenbitters sind hier nicht enthalten, z.B. Bibergeil, Roter Ton, Kieselerde, Eberwurz, Kampfer.

Einige andere Bestandteile kommen hinzu, beispielsweise Pomeranzenschale, Fenchel, Galgant, Süßholzsaft und Sennesfrüchte (anstelle von Sennesblättern). Außerdem enthält die Rezeptur 14,8 Gramm Kandis, der die süßlich macht.

Diese Rezeptur entspricht mehr einen Magenlikör als andere Schwedenbitter-Mischungen. Die zusätzlichen Kräuter wirken günstig auf die Verdauung und fördern zugleich den Wohlgeschmack.

Wer einen eher empfindlichen Magen hat und die Schwedenkräuter vor allem zur Stärkung der Verdauung anwenden will, kann mit diesem Rezept durchaus gute Erfahrungen machen.

Auch äußerlich kann man sich eine gewisse Wirkung erhoffen, aber die dürfte deutlich schwächer als beim kleinen Schwedenbitter ausfallen.

Einzelne Bestandteile

Die Zutaten für die Schwedenkräuter-Rezepte sind auch einzeln für sich genommen wertvolle Heilmittel.

Einige der Bestandteile sind häufig verwendete, klassische Heilpflanzen, wie beispielsweise die Angelikawurzel. Sie haben oft ein breites Anwendungsspektrum.

Andere Heilpflanzen waren früher beliebt und gelten heutzutage als sehr exotisch, beispielsweise der Lärchenschwamm.

Die meisten Bestandteile der Schwedenkräuter sind pflanzlicher Natur, doch im großen Schwedenbitter gibt es mehrere tierische beziehungsweise mineralische Zutaten, z.B. Bibergeil, Kieselerde und roter Ton.

Der Schwerpunkt bei der Zusammenstellung der Bestandteile liegt bei Heilmitteln, die die Verdauung stärken und mehr oder weniger stark abführend wirken.

Naturgemäß haben viele der Heilmittel in den Schwedenkräutern auch andere Wirkungen, sie wirken beispielsweise entzündungshemmend, antibakteriell oder krampflösend, sodass ihre Anwendungsbereiche sehr vielfältig sind. Daraus ergibt sich die enorme Einsatzvielfalt der Schwedenkräuter.

Hier werden die Zutaten des kleinen und des großen Schwedenbitters in alphabetischer Reihenfolge einzeln vorgestellt.

Aloe vera

Die Aloe ist ein wichtiger Bestandteil der Schwedenkräuter. In frei verkäuflichen Rezepturen werden sie häufig durch Wermut oder Enzian ersetzt, was die Gesamtwirkung jedoch in einigen Anwendungsbereichen spürbar verändert.

Aloe vera ist heutzutage vor allem als sehr sanfte Heilpflanze bekannt, die in erster Linie zur Wundheilung eingesetzt wird.

Bei dieser sanften Aloe vera wird nur das Gel verwendet, das sich in den dickfleischigen Blättern befindet. Dieses Gel ist überaus milde.

Bei den Schwedenkräutern wird nicht nur das Gel, sondern das gesamte, getrocknete Blatt mit dem Grünanteil verwendet.

Dadurch wird die Aloe in den Schwedenkräutern zu einem Abführmittel. Sie hat zwar immer noch ihre wundheilende Wirkung, wirkt aber zugleich stark gegen Verstopfung.

Anwendungsgebiete

Die Anwendungsgebiete der Aloe vera sind vielfältig. Ihre heilenden Fähigkeiten wirken sich sowohl äußerlich auf die Haut als auch innerlich auf die Verdauungsorgane und den ganzen Körper aus.

Wegen der Vielzahl der Anwendungsmöglichkeiten hier nur die allerwichtigsten:

- Wundheilung, Ekzeme, Verbrennungen
- Verstopfung, Verdauungsschwäche
- Abwehrschwäche

Aloe vera wendet man am besten frisch von der Pflanze an. Daher ist es sinnvoll, wenn man sich eine oder mehrere eigene Aloe vera Pflanzen hält.

Aufgabe in den Schwedenkräutern

In den Schwedenkräutern hat die Aloe eine besonders wichtige Aufgabe.

Wegen folgender Wirkungen ist die Aloe in den Schwedenkräutern enthalten:

- abführend
- verdauungsfördernd
- wundheilend
- lindernd
- abwehrstärkend

Wichtige Inhaltstoffe

Die Aloe vera enthält weit über hundert Inhaltstoffe. Nachfolgende finden Sie die wichtigsten dieser zahlreichen Inhaltstoffe:

- Anthrachinon- und Anthrazen-Derivate (nur im Blattharz = Aloin)
- Aminosäuren, Mineralien, Vitamine, Enzyme
- Glykoproteine, Phytohormone

Pflanzenbeschreibung

Obwohl die Aloe vera aussieht wie ein Kaktus, ist sie doch ein Liliengewächs.

Die Aloe ist vor allem in trockenen, wüstenartigen Gegenden heimisch. Dort findet man sie in über 500 Arten, von denen jedoch vorwiegend die Art Aloe vera medizinisch verwendet wird.

Der Name "Aloe" kommt aus dem Arabischen und bedeutet "bitter", denn die Schicht zwischen Blatt-Außenwand und Gel schmeckt bitter.

Die Pflanze hat meistens keinen Stamm und wächst mit bis zu 20 Blättern rosettenartig direkt aus dem Boden. Die Blätter werden bis zu 50 cm lang, sind dick und fleischig und etwa 6 cm breit.

Im Innern der Blätter befindet sich ein Gel, in dem die Aloe-Pflanze Wasser speichert, um in der trockenen Umgebung bestehen zu können.

Man kann die Aloe recht gut zuhause im Topf anbauen. In Baumärkten und Garten-Centern wird sie häufig angeboten (leider nicht ganz billig).

Angelikawurzel - Angelica archangelica

Die Angelika ist eine große Doldenpflanze. Sie wird auch Engelwurz genannt, was auf ihre bedeutende Wirkung in der Heilkunde hinweist.

Eine besondere Eigenschaft der Angelika ist die Tatsache, dass sie in Nordeuropa heimisch ist. Im Mittelmeerraum findet man sie vergeblich. Dadurch macht die Angelika die Schwedenkräuter auch zu einer echt schwedischen Mischung. In einer antiken Kräutermischung aus der Mittelmeergegend hätte man keine Angelika verwendet.

Obwohl die Angelika nicht in der Heimat der antiken Pflanzenheilkunde vorkommt, fand sie einen prominenten Platz in den mittelalterlichen Klostergärten, denn ihre Heilfähigkeiten sind nicht nur stark, sondern auch vielseitig.

Von der Angelika werden vor allem die Wurzel verwendet, aber auch die Samen wirken heilkräftig. Die Stängel der großen Angelika-Pflanze werden gerne zu einem Konfekt verarbeitet.

Anwendungsgebiete

Mit den Anwendungsmöglichkeiten der Angelika könnte man ein ganzes Buch füllen, so vielseitig ist sie.

Daher können hier nur die wichtigsten Anwendungsgebiete der Angelika aufgeführt werden:

- Verdauungsschwäche, Appetitlosigkeit
- Erkältungskrankheiten, Husten
- Kreislaufschwäche
- Frauenbeschwerden
- Migräne
- Hautprobleme

Aus Angelikawurzeln und Samen kann man Tee oder Tinktur zubereiten und bei Bedarf oder drei Mal täglich zu sich nehmen.

Da die Angelikawurzel so eine intensive Wirkung hat, kann sie bei Überdosierung auch Nebenwirkungen auslösen.

Aufgabe in den Schwedenkräutern

Die Angelika allein könnte schon einen Großteil der Wirkungen übernehmen, für die man die Schwedenkräuter einsetzt.

Folgende Wirkungen der Angelika sind besonders wichtig für die Schwedenkräuter:

- verdauungsfördernd
- angstlösend
- anregend
- antiseptisch
- beruhigend
- kraftspendend (tonisierend)
- krampflösend
- schleimlösend
- wundheilend

Wichtige Inhaltstoffe

Ihre intensive Wirkung hat die Angelika zahlreichen Inhaltstoffen zu verdanken:

- Ätherisches Öl
- Angelikasäure, Angelicin, Archinin, Baldriansäure
- Xanthotoxin, Imperatorin, Umbelliferon
- Bitterstoffe, Cumarine

Pflanzenbeschreibung

Die Angelika ist in Nordeuropa heimisch. In Mitteleuropa findet man sie fast ausschließlich in Gärten.

Sie gehört zur Familie der Doldenblütler (Apiaceae), zu der auch sehr viele andere bekannte Pflanzen gehören, wie beispielsweise Karotten, Fenchel, Meisterwurz aber auch der giftige Schierling.

Die Angelika ist eine zwei- oder mehrjährige Pflanze. Im ersten Jahr bildet sie Blätter am Boden aus und im zweiten Jahr wächst sie hoch und blüht. Im blühenden Zustand wird die Angelika bis zu 2 m hoch.

Wie andere Doldenblütler bestehen ihre Blüten aus Dolden, die bei der Angelika eher rund als flach sind.

Bibergail - Castoreum

Bei Bibergail, eigentlich Bibergeil genannt, handelt es sich nicht um eine Pflanze, sondern um ein Sekret des Bibers.

In der früheren Heilkunde wurde Bibergeil gerne und häufig verwendet, daher fand es wohl auch einen Platz in der Rezeptur des großen Schwedenbitters. Heutzutage wird Bibergeil kaum noch medizinisch angewendet, nicht zuletzt, um die Biber zu schützen.

Außer als Heilmittel wird Bibergeil auch als Bestandteil von Parfüms verwendet, weil es leicht aphrodisierend wirken soll. Auch als Fixateur wird Bibergeil in Parfüms eingesetzt. Heutzutage werden jedoch vorwiegend synthetisch hergestellte Nachahmer-Substanzen von der Kosmetikindustrie benutzt.

Anwendungsgebiete

Obwohl Bibergail so ein exotisches Heilmittel ist, hatte es früher einige bemerkenswerte Anwendungsgebiete:

- Krämpfe
- Nervosität, Hysterie
- Epilepsie
- Schmerzen
- Menstruationsbeschwerden

Heutzutage wird Bibergeil manchmal unter dem Namen Castoreum als homöopathisches Mittel verwendet.

Aufgabe in den Schwedenkräutern

Bibergeil wird nur im großen Schwedenbitter verwendet.

Mit seinen Fähigkeiten kann Bibergeil in der Schwedenkräuter-Rezeptur durchaus wichtige Aufgaben übernehmen:

* beruhigend
* krampflösend
* schmerzstillend

Wichtige Inhaltstoffe

Nur einige der zahlreichen Inhaltstoffe des Bibergeils sind für seine medizinische Anwendung wichtig:

* Salicylsäure
* Castorin
* Benzoesäure
* u.a., z.B. Harz, Phenol

Beschreibung

Bibergeil wird aus speziellen Drüsensäcken des Bibers gewonnen. Die Drüsensäcke befinden sich zwischen Genitalien und After des Bibers. Sie sind etwa so groß wie ein Hühnerei.

In diesen Drüsensäcken wird ein Sekret gebildet, das der Biber nutzt, um sein Fell zu pflegen und sein Revier zu markieren.

Das harzige Bibergeil riecht ähnlich wie Baldrian und etwas moschusartig. Es schmeckt aromatisch, scharf und bitter.

Früher hat man das Bibergeil von toten Bibern gewonnen. Heutzutage werden in Bibernähe Dosen in den Boden eingegraben, an denen die Biber das Bibergeil abstreifen.

Diotöm

Diotöm ist wohl die rätselhafteste Substanz im großen Schwedenbitter.

In genau der Schreibweise "Diotöm" taucht dieses Wort ausschließlich im Zusammenhang mit der Rezeptur des großen Schwedenbitters aus der ersten Auflage von Maria Trebens Weltbestseller auf.

Vorher war das Wort Diotöm anscheinend nicht bekannt, zumindest finden sich keine Hinweise darauf.

Diotöm scheint wie eine Art Phantom zu sein.

Daher liegt der Verdacht nahe, dass das Wort "Diotöm" eine unübliche Schreibweise für eine andere Substanz sein könnte.

Folgende Substanzen werden als Diotöm vermutet:

- Kieselerde
- Diptam
- Meisterwurz

Welche Aspekte für und gegen diese drei Substanzen sprechen, werden nachfolgend erörtert.

Kieselerde als Diotöm

Für Kieselerde als Diotöm spricht vor allem, dass in Apothekenmischungen, die den großen Schwedenbitter zusammenstellen, meistens Kieselerde verwendet wird.

Bei unserer bevorzugten Apotheke, die den großen Schwedenbitter selbst anmischt, steht auf dem Etikett "Diotöm" und auf Nachfrage habe ich die Information erhalten, dass sie Kieselerde unter dem Namen Diotöm verwendet haben. Da es sich bei Apothekern um Pharmazeuten handelt, die strengen Gesetzen unterliegen, sind sie verpflichtet, zu wissen was sie tun. Sie können also nicht einfach auf Verdacht "Diotöm" schreiben und Kieselerde nehmen, sondern das muss einen klaren Zusammenhang haben.

Doch wie kommt man auf Kieselerde, wenn man nur die Bezeichnung Diotöm vorfindet? Kieselerde ist ja üblicherweise eher unter dem wissenschaftlichen Namen Silicea bekannt und das erinnert gar nicht an Diotöm.

Das Geheimnis liegt bei den Kieselalgen, aus denen eine Art von Kieselerde gebildet wird.

- Eine Kieselalge heißt: Diatom (englisch)
- Mehrere Kieselalgen heißen: Diatomeen

Wenn man diese Bezeichnungen nur gehört hat oder handschriftlich notiert sieht, wird daraus sehr schnell ein "Diotöm".

Wegen der ähnlichen Namen und der offiziellen Verwendung der Kieselerde unter dem Namen "Diotöm" durch Apotheken, bin ich zur Überzeugung gekommen, dass es sich bei Diotöm um Kieselerde handelt.

Weitere Informationen über Kieselerde finden Sie auf Seite 42.

Diptam als Diotöm

Das Wort "Diptam" sieht relativ ähnlich aus wie "Diotöm".

Nur zwei Buchstaben müssen verändert werden, um aus einem Diptam ein Diotöm zu machen und umgekehrt.

Außerdem wäre der Diptam eine schöne, altertümliche Heilpflanze, deren Wirkungsspektrum (Verdauung, Frauenbeschwerden, Infektionskrankheiten) sehr gut zu den Schwedenkräutern passen würde.

In einigen Rezepturen findet man daher auch Diptam anstelle von Diotöm, aber ohne weitere Erklärung, wie die Namensverwechselung zustande kam.

Eine schriftliche Quelle für den Zusammenhang von Diptam und Diotöm liegt mir vor.

Wolfgang Widmaier schreibt 1986 in seinem Buch "Pflanzenheilkunde" auf Seite 58, in einer Erwähnung des großen Schwedenbitters, dass es sich bei Diotöm um die Diptamwurzel handelt, jedoch ohne weiter zu erklären, warum das so sein soll.

Obwohl der Diptam eine gut geeignete Heilpflanze für die Schwedenkräuter wäre, und der Name ähnlich geschrieben wird wie Diotöm, halte ich es eher für unwahrscheinlich, dass Diptam tatsächlich das geheimnisvolle "Diotöm" ist.

Meisterwurz als Diotöm

Manchmal wird auch vermutet, dass es sich bei Diotöm um die Meisterwurz handelt.

Die Meisterwurz wäre durchaus eine gute Heilpflanze für die Schwedenkräuter. Sie hat ein sehr passendes Wirkungsspektrum.

Doch weder die Namen (Peucedanum ostruthium, Haarstrang, Bergwurz, Kaiserwurz) noch sonst irgendein Hinweis deuten darauf hin, dass die Meisterwurz das Diotöm sein könnte.

Eberwurzel - Carlina acaulis

Die Eberwurzel ist besser bekannt unter dem Namen Silberdistel.

Die Silberdistel ist auf Kalkmagerwiesen in den Bergen schon von weitem an ihren silbern leuchtenden Hüllblättern zu erkennen. Die großen Blüten schließen sich bei feuchtem Wetter, daher auch der Name Wetterdistel. Diese immer seltener werdende Pflanze war Pflanze des Jahres 1997 und ist geschützt.

Genutzt wurde die leicht giftige Pfahlwurzel der Pflanze gegen viele Krankheiten, in der Magie und Tiermedizin.

Anwendungsgebiete

Die Anwendungsgebiete der Eberwurz sind vielfältig. Früher wurde sogar die Pest mit der Eberwurzel behandelt.

Hier die wichtigsten Anwendungsgebiete der Eberwurz:

- Erkältung, Husten
- Verdauungsschwäche, Verstopfung, Gastritis
- Wassersucht, Ödeme
- Wunden, Geschwüre, Ekzeme

Man kann die Eberwurz als Tee oder Tinktur anwenden. Gegen Hautkrankheiten kann man Umschläge mit Eberwurzel-Tee machen.

Aufgabe in den Schwedenkräutern

Die Aufgabe in den Schwedenkräutern entspricht den vielseitigen Fähigkeiten der Eberwurz:

- abführend
- antibiotisch
- harntreibend
- krampflösend
- schweißtreibend

Wichtige Inhaltstoffe

Die Inhaltstoffe der Eberwurz sorgen für ihre umfangreichen Anwendungsmöglichkeiten:

- Ätherische Öle
- Bitterstoffe
- Carlinaoxid, Carlinen
- u.a., z.B. Enzyme, Flavonoide, Gerbstoffe, Harze, Inulin,

Pflanzenbeschreibung

Die Eberwurzel ist in großen Teilen von Europa heimisch. Sie wächst bevorzugt auf Kalk-Magerrasen in Gebirgen.

Die ausdauernde Pflanze wird zwischen 10 und 50 Zentimeter hoch. Die Pfahlwurzeln reichen etwa 1 Meter tief in den Boden.

Im Frühjahr treibt die Wurzel zunächst Blätter aus. In Bodennähe wächst dann eine Blattrosette. Die tief spaltigen Blätter sind stachelig gezähnt.

Die Blüten erscheinen zwischen Juli und September und haben einen Durchmesser von 5 bis 14 cm. Die Blüten haben silbrige Hüllblätter und weißliche bis rötliche Röhrenblüten.

Wird das Wetter feuchter, so schließt sich die Blüte (Wetterdistel).

Enzianwurzel - Gentiana lutea

Die Wurzel des Enzians kommt immer im großen Schwedenbitter und als Aloe-Ersatz auch im kleinen Schwedenbitter vor.

Enzianwurzel ist ein klassisches Bittermittel, das nicht nur die Verdauung fördert, sondern auch den ganzen Körper stärkt.

Es wird die Wurzel des gelben Enzians verwendet und nicht die des blauen Enzians. Auf Abbildungen wird öfter der blaue Enzian gezeigt.

Anwendungsgebiete

Der Enzian wird für ganz verschiedene Beschwerden eingesetzt.

Besonders wichtige Anwendungsgebiete des Enzians sind:

- Appetitlosigkeit
- Magenbeschwerden
- Fieber, Erkältung
- Rheuma

Aufgabe in den Schwedenkräutern

In den Schwedenkräutern übernimmt die Enzianwurzel mehrere Aufgaben entsprechend ihrer Eigenschaften:

- antibakteriell
- fiebersenkend
- tonisierend

- verdauungsfördernd

Wichtige Inhaltstoffe

Folgende Inhaltstoffe sind für die Heilwirkung des Enzians zuständig:

- Bitterstoffe: Amarogentin, Gentiopikrin,
- Gerbstoff, Gerbsäure,
- Gentianose,
- Inulin, Schleim, Zink

Pflanzenbeschreibung

Der gelbe Enzian ist eine typische Gebirgspflanze und wächst daher auf den Bergen der Alpen. Er kommt auch auf den höchsten Bergen des Schwarzwalds und der Vogesen vor.

Da der gelbe Enzian auf Kuhweiden eher ungeliebt ist und früher im großen Stil zur Gewinnung als Medizinalpflanze und für Kräuterbitter eingesetzt wurde, wurde er immer seltener bis er so selten war, dass er unter Naturschutz gestellt werden musste. Inzwischen haben sich die Bestände durch den Schutz wieder erholt.

Der Enzian ist eine mehrjährige Pflanze, die bis zu sechzig Jahre alt werden kann. Er wächst allerdings auch recht langsam und blüht meistens erst nach zehn Jahren.

Die dicke, ästige Wurzel wird bis zu einen Meter lang. Besonders massive Exemplare können bis zu vier Kilo wiegen.

Sobald der Frühling weit genug fortgeschritten ist, dass der Schnee dauerhaft schmilzt, wachsen aus der Wurzel bodennahe Blätter.

Ab Juni bis Anfang August blüht der Enzian mit gelben Blüten, die oberhalb der Blätteretagen in dichten Quirlen wachsen. Aus den Blüten entwickeln sich aufrecht stehende Schoten, die kleine Samen enthalten.

Der blaue Enzian, über den Lieder gesungen werden, ist übrigens ein naher Verwandter der gleichen Gattung. Er hat ähnliche Inhaltsstoffe, ist jedoch weniger heilkräftig.

Kalmus - Acorus calamus

Der Wasser liebende Kalmus war schon bei den Chinesen vor fast sechstausend Jahren eine beliebte Heilpflanze, die im Ruf stand, das Leben zu verlängern.

Seit der Kalmus nach Europa gebracht wurde, ist seine aromatische Wurzel auch hier aus der Heilpflanzenkunde kaum noch weg zu denken.

Der Kalmus hat seine größten Stärken bei der Förderung der Verdauung. Er hilft jedoch auch gegen Entzündungen der Mundschleimhaut und bei der Rauchentwöhnung.

Anwendungsgebiete

Die wichtigsten Anwendungsgebiete des Kalmus sind:

- Verdauungsschwäche
- Verstopfung
- Rauchentwöhnung
- Zahnfleischentzündungen

Aufgabe in den Schwedenkräutern

In den Schwedenkräutern hilft der Kalmus vor allem, die Verdauung zu stärken. Das hat er folgenden Eigenschaften zu verdanken:

- entzündungshemmend
- krampflösend
- tonisierend
- verdauungsfördernd

Wichtige Inhaltstoffe

Die wichtigsten Inhaltstoffe des Kalmus sind:

- Bitterstoff Acorin,
- Akoretin (Harz),
- Ätherisches Öl,
- Kalamin-Cholin, Trimethylamin,
- Kalmusgerbsäure, Schleim, Terpene,
- Calamenol, Palmitinsäure

Pflanzenbeschreibung

Ursprünglich stammt der Kalmus aus China. Aber schon seit dem 16. Jahrhundert ist er auch in Mitteleuropa heimisch.

Der Kalmus wächst bevorzugt an den Ufern von Bächen, Teichen und Gräben.

Aus dem waagrecht kriechenden Wurzelstock entspringen im Frühjahr mehrere schwertförmige dünne Blätter, die bis zu ein Meter hoch werden.

Im Hochsommer wächst ein kantiger Stängel, der einen grüngelben Blütenkolben in Kegelform trägt.

Kampfer - Cinnamomum camphora

Der Kampfer ist ein starkes Heilmittel, das aus Asien kommt. Der intensiv wie Eukalyptus duftende, weiße Feststoff Kampfer wird ursprünglich aus dem Harz des Kampferbaumes gewonnen.

Weil aber auch andere Pflanzen den Wirkstoff Kampfer enthalten, kann man ihn auch aus anderen Pflanzen gewinnen oder ihn sogar synthetisch herstellen. Der aus dem Kampferbaum gewonnene Kampfer, auch Naturkampfer genannt, ist dem synthetischen jedoch vorzuziehen.

Der weiße Kampfer ist prall gefüllt mit ätherischen Ölen, die ihm nicht nur einen intensiven Duft verleihen, sondern auch starke Heilkräfte.

Doch jedes intensive Heilmittel ist auch immer mit Vorsicht zu genießen.

Für den Kampfer gilt ganz besonders die Weisheit des Paracelsus:

"Alle Ding' sind Gift und nichts ohn' Gift; allein die Dosis macht, das ein Ding kein Gift ist."

So wundert es auch kaum, dass der Kampfer ins Gerede gekommen ist, und manche vor ihm warnen. Sogar der Krebsförderung wird er bezichtigt. Man sollte jedoch wissen, dass jede Substanz krebsfördernd wirken kann, wenn man sie im Übermaß benutzt. In zu hoher Dosis kann der Kampfer Übelkeit bewirken, epileptische Anfälle auslösen und den Geist verwirren.

Im rechten Maß verwendet, hat er jedoch besonders nützliche Heilkräfte, vor allem bei der äußerlichen Anwendung. In den Schwedenkräutern kann sich der Kampfer sehr gut entfalten, weil seine Intensität durch die Wirkung der anderen Heilpflanzen ausgeglichen und gemildert wird.

Anwendungsgebiete

Äußerlich kann man den Kampfer sehr vielseitig einsetzen. Innerlich sollte er jedoch vorsichtig verwendet werden. Nicht jeder verträgt ihn gleich gut. Bei manchen Menschen wird die Verdauung von den starken ätherischen Ölen überfordert.

Die Haupt-Anwendungsgebiete des Kampfers sind:

- Stumpfe Verletzungen: Verstauchungen, Prellungen
- Rückenschmerzen, Hexenschuss
- Muskelkater, Verspannungen
- Rheuma, Arthrose
- Entzündungen
- Husten
- Kopfschmerzen
- Verdauungsschwäche

Aufgabe in den Schwedenkräutern

Vor allem im kleinen Schwedenbitter spielt der Kampfer eine immens wichtige Rolle. Der hohe Kampferanteil macht die äußerliche Anwendung des kleinen Schwedenbitters besonders wirksam.

- anregend
- durchblutungsfördernd
- entzündungshemmend
- kühlend
- schleimlösend
- schmerzstillend
- tonisierend

Wem der kleine Schwedenbitter aufgrund des hohen Kampferanteils zu stark für die innerliche Anwendung ist, kann für die Einnahme den großen Schwedenbitter nehmen.

Wichtige Inhaltstoffe

Der Kampfer wirkt vor allem durch eine Vielzahl von ätherischen Ölen:

- Camphen, Cineol, Eugenol
- Limonen, Pinen, Terpinolen

Pflanzenbeschreibung

Der Kampferbaum ist ein Lorbeergewächs. Er ist in Asien heimisch und wird dort seit Jahrtausenden als Heilpflanze verwendet.

Der Baum kann mehrere hundert Jahre alt und bis zu fünfzig Meter hoch werden. Seine länglichen, handgroßen Blätter sind immergrün und duften stark, wie alle Teile des Kampferbaumes.

Die rispenartigen Blüten des Kampferbaums sind unauffällig und gelblich. Aus ihnen entstehen schwarze Früchte.

Früher fällte man ältere Bäume zur Kampfergewinnung. Heutzutage werden junge Bäume eingekürzt und die daraus wachsenden Kopftriebe immer wieder geerntet, sobald sie gewachsen sind.

Kieselerde - Diatomeen

Kieselerde ist ein beliebtes Nahrungsergänzungsmittel, dem eine heilsame Wirkung auf Haut, Haare und Knochen nachgesagt werden.

Die Kieselerde ist ein weißes Pulver, das man pur oder in Kapseln einnimmt.

Die Inhaltstoffe der Kieselerde werden im Körper durch die Magensäure umgesetzt und so als Heilmittel nutzbar gemacht.

Anwendungsgebiete

Kieselerde wird zur Stärkung folgender Gewebe eingesetzt:

- Haut, Haare
- Knochen, Zähne
- Bindegewebe

Aufgabe in den Schwedenkräutern

Der Einsatz von Kieselerde im großen Schwedenbitter ist teilweise umstritten. Die Bezeichnung Diotöm, mit der diese Zutat in der Rezeptur von Maria Treben steht, ist nämlich nicht eindeutig (siehe auch Seite 33).

Auch die Aufgabe der Kieselerde in der Schwedenkräutermischung ist etwas unklar.

Die meisten Inhaltstoffe der Kieselerde sind nicht in Wasser oder Alkohol löslich. Die feinen Partikel können im Schwedenkräuter-Ansatz nur aufgeschwemmt werden und so als Heilmittel zur Verfügung stehen. Die groben Teile der Kieselerde setzen sich ab.

Die Bestandteile der Kieselerde vergrößern auch die Oberfläche der Kräutermischung. Das kann eine gewisse Filterwirkung haben.

Kieselerde kann auch die Reifung des Schwedenkräuter-Ansatzes fördern. Dadurch wird der Schwedenkräuter-Ansatz abgerundeter in Geschmack und Wirkung.

Eine ähnliche Aufgabe wie die Kieselerde übernimmt auch der rote Ton im großen Schwedenbitter.

Wichtige Inhaltstoffe

In Kieselerde sind vorwiegend folgende Substanzen enthalten:

- Silizium (86%)
- Natrium (5%)
- Magnesium (3%)
- Eisen (2%)

Beschreibung

Der Begriff Kieselerde ist nicht ganz klar definiert. Bei der Kieselerde, die als Nahrungsergänzungsmittel verwendet wird, handelt es sich meistens um Kieselgur, auch Diatomeenerde genannt.

Kieselgur entsteht aus abgestorbenen Kieselalgen (Diatomeen). Diese Kieselalgen sind Wasser-Lebewesen, die eine Hülle aus Siliziumdioxid haben. Der Einfachheit halber, wird Siliziumdioxid oft selbst als Kieselsäure bezeichnet.

Wenn die Kieselalgen sterben, sinken sie auf den Boden der Gewässer. Ihre Hülle aus Kieselsäure sammeln sich und bilden Schichten aus Kieselgur.

Lärchenschwamm - Polyporus officinalis

Der giftige Lärchenschwamm ist ein Pilz, der an den Stämmen von Lärchenbäumen wächst.

Er wurde schon im Altertum als Heilpflanze verwendet. Dioskurides erwähnt ihn bereits.

Pulver, das aus dem Lärchenschwamm zubereitet wurde, reizt zum Niesen. Es riecht mehlig und scharf. Sein Geschmack ist süßlich und bitter. Die Meisten empfinden den Geschmack als widerlich.

Als Heilmittel wird das Innere des Lärchenschwamms getrocknet und in Stücke geschnitten oder pulverisiert.

Der Lärchenschwamm war lange Zeit ein Bestandteil des berühmten Lebenselixiers, einem Vorläufer der Schwedenkräuter.

Anwendungsgebiete

Früher wurde der Lärchenschwamm wird meistens in Wein eingelegt und zusammen mit Nelken, Ingwer und Lavendel angewendet, um den widerlichen Geschmack abzumildern und seine Wirkung zu optimieren.

Heutzutage ist die medizinische Anwendung des Lärchenschwamms sehr selten geworden.

Gegen folgende Krankheiten wurde der Lärchenschwamm angewendet:

- Verstopfung
- Ausbleibende Menstruation
- Husten mit Schleimbildung
- Magenverschleimung
- Blutungen
- Nachtschweiß
- Tuberkulose
- Rheuma
- Würmer

Aufgabe in den Schwedenkräutern

Der Lärchenschwamm ist kein Bestandteil des kleinen Schwedenbitters. Man findet ihn nur im großen Schwedenbitter.

In den Schwedenkräutern wirkt der Lärchenschwamm vor allem:

- abführend
- austreibend
- blutstillend
- schleimlösend

Wichtige Inhaltstoffe

- Agaricin
- Harze

Pflanzenbeschreibung

Der Lärchenschwamm ist vor allem in den Alpen und anderen rauen Gegenden heimisch. Man findet ihn bevorzugt an alten Lärchenstämmen.

Der Lärchenschwamm ist meist unregelmäßig geformt, knollenförmig und löcherig.

Unten besteht der Pilz aus gelblichen dünnen Röhren, die sich später bräunlich verfärben. Innen ist das hellgelbe Pilzfleisch zunächst zäh und wird im Alter bröckelig und korkähnlich.

Die Oberfläche ist ringförmig gefurcht und oft höckerig mit farbigen Ringstreifen in braun, weiß oder gelb. Seine Haut ist hart und wird im Alter rissig.

Manna - Fraxinus ornus

Manna ist der getrocknete Saft der Manna-Esche.

In erster Linie dient das Manna als sanftes Abführmittel.

Äußerlich hilft Manna gegen Hautentzündungen und Wunden.

Anwendungsgebiete

Die üblichen Anwendungsgebiete der Manna-Harzes sind folgende:

- Verdauungsschwäche, Verstopfung
- Hautentzündungen

Aufgabe in den Schwedenkräutern

Manna wirkt in den Schwedenkräutern einerseits sanft abführend, aber diese Aufgabe übernehmen auch mehrere andere Schwedenkräuter-Bestandteile deutlich kräftiger. Der süße Geschmack von Manna macht den Schwedenkräuter-Trunk milder und angenehmer.

Folgende Eigenschaften machen das Manna-Harz zu einem wertvollen Heilmittel in den Schwedenkräutern:

- abführend
- harntreibend
- mildernd

Wichtige Inhaltstoffe

Die Haupt-Inhaltstoffe der Manna-Esche sind:

- Mannit
- Zucker: Glukose, Fructose
- Glykosid Fraxin
- Harz, Schleim

Pflanzenbeschreibung

Die Manna-Esche ist in Südeuropa und im Mittelmeerraum heimisch.

Bei der Manna-Esche handelt es sich um einen Baum, der bis zu 25 Meter hoch werden kann. Die unpaarig gefiederten Blätter werden 15 bis 20 Zentimeter lang und fallen im Winter ab.

Zwischen April und Juni blüht die Manna-Esche. Die Blüten sind weißlich und unscheinbar. Sie hängen in Rispen und riechen angenehm.

Aus eingeritzten Ästen tritt ein süßlicher Saft aus, der schnell erhärtet und das Manna bildet.

Muskatblüte - Myristica fragrans

Die Muskatblüte ist eigentlich keine Blüte, sondern eine Hülle um den Samen des Muskatnussbaumes.

Muskatblüten sind erheblich milder als die häufiger verwendeten Muskatnüsse. Sie schmecken und riechen aber sehr ähnlich als letztere.

Die Wirkstoffe von Muskatblüte und Muskatnuss stärken die Verdauung. Äußerlich angewendet können sie Hautprobleme lindern.

Normalerweise werden Muskatblüte und Muskatnuss als Gewürze verwendet, seltener als Heilmittel.

Anwendungsgebiete

Die Muskatblüte wird vorwiegend für folgende Anwendungsgebiete eingesetzt:

- Gewürz
- Verdauungsschwäche
- Asthma
- Ekzeme

Aufgabe in den Schwedenkräutern

Folgende Eigenschaften sichern der Muskatblüte ihren Platz im großen Schwedenbitter:

- antibakteriell
- beruhigend
- entzündungshemmend
- krampflösend

- schmerzstillend
- verdauungsfördernd

In manchen großen Schwedenbitter-Mischungen sind auch Muskatnüsse enthalten. Das liegt wohl an der Verwechslung zwischen Muskatbohnen und Muskatnüssen.

Wichtige Inhaltstoffe

Folgende wichtige Substanzen sind in der Muskatblüte enthalten:

- Ätherische Öle: Campher, Cubeben, Pinen, Terpinen, Thujen,
- Myrcen, Myristicin, Myristinsäure
- Salicylate, Zink

Pflanzenbeschreibung

Der Muskatnussbaum ist im tropischen Asien heimisch. Er ist ein immergrüner Baum, der bis zu 18 Meter hoch werden kann.

Zwischen März und Juli blüht der Muskatnussbaum. Die Blüten sind zahlreich, klein und blassgelb. Aus ihnen wachsen die Muskatnüsse. Zwischen der Frucht und dem Samen, der sie Muskatnuss darstellt, befindet sich eine rötlich Hülle, ein Samenmantel. Dieser Samenmantel ist die Muskatblüte, die daher gar keine Blüte ist.

Muskatbohne - Nectandra puchury major

Die Muskatbohne (Pichurimbohne) entstammt einer ganz andere Pflanze als die Muskatnuss. Die einzige Gemeinsamkeit von Muskatnuss und Muskatbohne ist ein etwas ähnlicher Duft.

Weil die Meisten noch nie von der Muskatbohne gehört haben, wird statt ihrer manchmal die Muskatnuss in die Rezeptur des großen Schwedenbitters gepackt. Doch es sind die erheblich milderen Muskatbohnen, die tatsächlich in den großen Schwedenbitter hinein gehören.

Anwendungsgebiete

Muskatbohnen werden für folgende Anwendungsgebiete eingesetzt:

- Blähungen
- Durchfall
- Kolik

- Magenbeschwerden
- Müdigkeit
- Rheuma

Aufgabe in den Schwedenkräutern

Im großen Schwedenbitter wirken die Muskatbohnen:

- anregend
- krampflösend
- verdauungsfördernd

Wichtige Inhaltstoffe

Folgende Inhaltstoffe sind in Muskatbohnen enthalten:

- Ätherische Öle: Pichurimcampher, Eugenol, Cineol, Safrol
- Pichurim-Stearinsäure, Gerbstoffe

Pflanzenbeschreibung

Der Muskatbohnenbaum ist ein Lorbeergewächs aus Brasilien.

Seine Früchte, die Muskatbohnen oder Pichurimbohnen haben die Größe eines kleinen Hühnereis. Es gibt auch eine kleinere Art, Nectandra puchury minor, mit deutlich kleineren, aber dafür würzigeren Bohnen.

Die Nuss der Muskatbohnen zerfällt leicht in ihre beiden Hälften. Sie ist mit hellbrauner, runzlicher Haut überzogen. Sie haben eine mehlige und ölige Beschaffenheit. Ihr Duft erinnert an den der Muskatnuss, was den ähnlichen Namen erklärt.

Myrrhe - Commiphora molmol

Die Myrrhe ist ein aromatisches Harz vom Myrrhenbaum.

Schon in der Antike war die Heilwirkung der Myrrhe bekannt und sehr geschätzt. In der Geschichte der drei Weisen aus dem Morgenland gehört Myrrhe zu den Gaben, die dem kleinen Jesuskind dargebracht werden.

Myrrhentinktur besteht aus Myrrhen-Harz und Alkohol. Oft wird das Myrrhen-Harz auch zu Räucherzwecken verwendet.

Anwendungsgebiete

Für folgende Anwendungsgebiete wird die Myrrhe eingesetzt:

- Husten, Bronchitis
- Mundschleimhautentzündung
- Darmentzündung
- Wunden

Aufgabe in den Schwedenkräutern

Folgende Aufgaben übernimmt die Myrrhe in den Schwedenkräutern:

- adstringierend
- antibakteriell
- blutstillend
- entzündungshemmend
- wundheilend

Wichtige Inhaltsstoffe

- Ätherische Öle: Eugenol, Pinen, Triterpen
- Harze, Gummi, Schleim

Pflanzenbeschreibung

Der Myrrhenbaum ist in Arabien und Afrika heimisch. Er gehört zu den Balsambaumgewächsen.

Die Pflanze wird meistens nur etwa drei Meter hoch, ist also eher ein Busch als ein Baum. Manche Arten haben auch Dornen.

In der Rinde gibt es Sekretgänge, die Milchsaft enthalten. Dieser Saft tritt meist von selber aus und trocknet an der Luft zum Myrrhen-Harz.

Rhabarberwurzel - Rheum palmatum

Der medizinische Rhabarber ist zwar mit dem hiesigen Obstgemüse Rhabarber verwandt, aber sie sind nicht identisch.

Vom Arznei-Rhabarber wird ausschließlich der Wurzelstock verwendet.

Der Wurzelstock des Rhabarbers hat eine abführende Wirkung. In niedriger Dosierung wirkt der Rhabarber jedoch aufgrund seines Gerbstoffgehaltes etwas stopfend, sodass er auch bei Durchfall nützliche Dienste leisten kann.

Anwendungsgebiete

Für folgende Anwendungsgebiete wird der Rhabarber eingesetzt:

- Verstopfung
- Durchfall
- Übergewicht

Aufgabe in den Schwedenkräutern

- abführend
- adstringierend
- verdauungsfördernd

Wichtige Inhaltstoffe

Folgende Inhaltstoffe wirken im Arznei-Rhabarber:

- Anthranoide, Sennoside
- Gerbstoffe, Bitterstoffe

Pflanzenbeschreibung

Der medizinische Rhabarber stammt wahrscheinlich ursprünglich aus Tibet. Inzwischen wird er vor allem in China angebaut. Er gehört zur Familie der Knöterichgewächse.

Die mehrjährige Pflanze wird bis zu drei Meter hoch. Im Frühling wachsen aus dem Wurzelstock große Blätter an ebenso großen Stielen.

Ab Mai wächst der Blütenstängel und wird bis zu drei Meter hoch. Die einzelnen weißen Blüten sind zwar klein, aber sie sammeln sich zu einer riesigen Rispe.

Roter Ton - Bolus rubra

Der rote Ton, der im großen Schwedenbitter verwendet wird, ist nicht einfach ein roter Ton, wie er zum Töpfern verwendet wird, sondern ein ganz besonderer Heil-Ton.

Die berühmteste rote Tonheilerde kommt aus Armenien, aber er gibt auch noch andere Quellen für diesen heilwirksamen roten Ton, teilweise sogar in Deutschland.

Früher war der rote Ton ein sehr beliebtes Heilmittel. Schon der berühmte persische Arzt Avicenna beschrieb vor tausend Jahren die Anwendung des armenischen Tons (Bolus Armenicus).

Anwendungsgebiete

Roter Ton kann äußerlich und innerlich angewendet werden. Seine Heilwirkung basiert vor allem auf seiner großen Oberfläche durch die extrem feinen Teilchen.

Für folgende Anwendungsgebiete wurde und wird roter Ton verwendet:

- Wunden
- Rheumatische Beschwerden
- Vergiftungen
- Durchfall

Aufgabe in den Schwedenkräutern

Folgende Aufgaben übernimmt der rote Ton im großen Schwedenbitter:

- aufsaugend
- entzündungshemmend
- filternd
- neutralisierend

Der rote Ton kann, ähnlich wie die Kieselerde, die Reifung des Schwedenkräuter-Ansatzes fördern.

Wichtige Inhaltstoffe

Roter Ton setzt sich aus folgenden Inhaltstoffen zusammen:

- Kieselerde (ca. 42%)
- Tonerde (ca. 22%)
- Wasser (ca. 24%)
- Eisenoxyd (ca. 11%))
- Manganoxyd, Kali, Magnesia, Kalkerde

Beschreibung

Der rote Ton hat eine sehr feine, homogene Konsistenz. Er glänzt und wirkt wie fettig.

Getrocknet kann man ihn zu einem sehr feinen Puder vermahlen. Mit Wasser wird er weich und plastisch, mit noch mehr Wasser löst er sich auf und färbt das Wasser rötlich. Dabei handelt es sich jedoch nicht um eine echte Löslichkeit, wie es bei Salzen der Fall wäre, sondern um eine Aufschwemmung der feinen Partikel.

Durch Aufschwemmung gelangen die Tonpartikel auch in die Schwedenkräuter-Flüssigkeit.

Safran - Crocus sativus

In der Antike und im Mittelalter wurde der Safran geradezu als Wunder-
medizin betrachtet. Man findet Hinweise auf seine medizinische
Anwendung bereits auf den Papyrusrollen von Ebers.

Der Safran ist gleichsam das Gold in den Schwedenkräutern. Denn
Safran ist extrem teuer. Das liegt daran, dass man etwa 150 Blütennarben
der Safran-Pflanze sammeln muss, um auch nur ein einziges Gramm
dieses kostbaren Gewürzes zu erhalten.

Aufgrund des hohen Wertes wird dem Safran auch eine enorme Heilkraft
zugesprochen. Teilweise sind diese Hoffnungen auf Heilwirkungen auch
berechtigt.

Anwendungsgebiete

Der Safran wird für folgende Anwendungsgebiete eingesetzt:

- Gewürz
- Erschöpfung
- Herzschwäche
- Verdauungsschwäche

Achtung! In sehr hoher Dosis, über 3 Gramm, kann Safran giftig wirken!

Aufgabe in den Schwedenkräutern

Mit folgenden Eigenschaften wirkt der Safran in den Schwedenkräutern:

- anregend
- krampflösend
- menstruationsfördernd
- verdauungsfördernd

Wichtige Inhaltstoffe

Folgende Inhaltstoffe wirken im Safran:

- Ätherische Öle: Safranal
- Bitterstoff: Picrocrocin
- Karotinoidfarbstoff: Crocin, Crocetin

- Riboflavin, Vitamin B

Pflanzenbeschreibung

Der krokusähnliche Safran ist im Mittelmeerraum und in Asien heimisch. Er wurde von Menschen aus einer kretischen Wildform gezüchtet und kann sich nicht selbst fortpflanzen. Safran wird im Iran und mehreren Mittelmeerländern angebaut.

Im Frühjahr wachsen schmale Blätter aus den Knollen. Erst im Herbst erscheint die violette Blüte mit den orangefarbenen Narben. Diese Narben werden beim Safran sehr lang, bis zu vier Zentimeter, und hängen über die Blüte hinaus. Diese langen Narben unterscheiden den Safran von der ursprünglichen Wildform.

Sennesblätter - Senna alexandrina

Sennesblätter und Sennesfrüchte sind traditionelle Heilmittel mit abführender Wirkung.

Weil die dauerhafte Anwendung von Abführmitteln gesundheitlich nicht zu empfehlen ist, sind unter anderem auch die Sennes-Produkte etwas aus der Mode gekommen. Sie sind auch nicht mehr in beliebiger Menge frei verkäuflich. In Mischungen, wie beispielsweise den Schwedenkräutern, kann man Sennesblätter jedoch nach wie vor frei kaufen.

Sennesblätter gelten als sanftes aber kräftig wirkendes Abführmittel, die Sennesfrüchte sind noch etwas milder.

Früher wurden Sennesblätter weniger wegen ihrer verdauungsfördernden Eigenschaft verwendet als gegen Infektionskrankheiten und Magenbeschwerden.

Anwendungsgebiete

Für folgende Anwendungsgebiete kann man Sennesblätter einsetzen:

- Verstopfung
- Magenbeschwerden
- Infektionskrankheiten, Fieber

Aufgabe in den Schwedenkräutern

- abführend
- entblähend

Wichtige Inhaltstoffe

Folgende Inhaltstoffe wirken in den Sennesblättern:

- Hydroxyanthrachinonderivate: Sennoside
- Flavonoide
- Harz, Schleim

Pflanzenbeschreibung

Der Sennes-Strauch ist in Afrika heimisch. Der kleine Strauch aus der Familie der Hülsenfrüchtler wird bis zu 1,5 Meter hoch. Seine Blätter sind klein und paarig gefiedert. Sie haben stachelige Spitzen.

Die Blüten sind klein, gelblich und wachsen in Trauben aus den Achseln der Triebe. Aus ihnen entwickeln sich braune, flache Hülsenfrüchte.

Theriak venezian

Der Theriak ist das "Wundermittel" unter den Schwedenkräuter-Zutaten.

Beim Theriak handelt es sich nicht um eine einzelne Heilpflanze, sondern um eine Kräutermischung. Der Theriak in den Schwedenkräutern ist also eine Kräutermischung in der Kräutermischung.

Der Theriak hat eine sehr alte Geschichte, denn er wurde schon im Altertum als Allheilmittel angepriesen. Schon etwa 170 v. Chr. schrieb Nikandros von Kolophon in seinem Werk "Theriaka" über die Behandlung von Tierbissen und -stichen und beschrieb dabei den Theriak. Danach taucht der Theriak immer wieder in medizinischen Texten auf, z.B. bei Galen.

Besonders gerne wurde der Theriak als Gegengift, vor allem gegen Schlangenbisse eingesetzt. Auch gegen alle anderen Arten von Gesundheitsbeschwerden sollte der Theriak helfen können.

Schon in den frühen Überlieferungen von Theriak-Rezepten enthielt dieses Allheilmittel häufig um die 50 verschiedene Zutaten. Im Laufe der Jahrhunderte kamen immer mehr Zutaten hinzu, bis einige Rezepte im späten Mittelalter bis zu 600 verschiedene Substanzen enthielten.

Weil einige der üblichen Theriak-Zutaten sehr teuer waren, war auch der ganze Theriak mitunter extrem teuer. Das wurde gerne von Fälschern und Quacksalbern ausgenutzt. Als die Theriak-Fälscherei überhand nahm, wurde die Zubereitung des Theriaks an einigen Orten unter die Aufsicht von offiziellen Würdenträgern, Ärzten und Apothekern gestellt.

Aus Venedig stammte ein sehr berühmter Theriak, der zur genauen Kennzeichnung "Theriak venezian" genannt wurde.

Heutzutage wird der Theriak eher selten verwendet. Die modernen Theriak-Rezepte haben auch nicht mehr viel mit den alten Vielkräuter-Mischungen gemeinsam.

Nichtsdestotrotz sind sowohl alte als auch moderne Theriak-Mischungen durchaus wertvolle Heilpflanzen-Gemische, die bei vielen Gesundheitsbeschwerden gute Dienste leisten können.

Anwendungsgebiete

Traditionelle Anwendungsgebiete des Theriaks sind:

- Vergiftungen
- Infektionskrankheiten
- Schmerzen
- Herzkrankheiten
- Gesundheitsbeschwerden aller Art

Aufgabe in den Schwedenkräutern

Die medizinisch wirksame Aufgabe in den Schwedenkräutern kann nur genau festgestellt werden, wenn ganz klar ist, welches Theriak-Rezept für die Schwedenkräuter verwendet wird.

Aktuelle Theriak-Rezepturen enthalten mit Sicherheit keine giftigen Substanzen, also weder Opium noch Meerzwiebel. Das schränkt naturgemäß auch die Wirkung deutlich ein.

Aktuelle Theriak-Rezepte haben folgende Wirkungen:

- angstlösend
- anregend
- antiseptisch
- beruhigend
- blutzuckersenkend
- entzündungshemmend
- krampflösend
- schleimlösend
- tonisierend
- verdauungsfördernd
- wundheilend

Hinzu kommt vermutlich noch, dass man sich bei der Zusammenstellung der ersten Schwedenkräuter-Rezepte gerne der vermeintlichen "Wunderwirkung" des Theriaks bedienen wollte.

Der extrem teure Theriak wurde durch die Schwedenkräutermischung gestreckt und dadurch auch billiger. So konnten auch ärmere Menschen an der Heilwirkung des Theriaks teilhaben. Da die anderen Schwedenkräuter-Zutaten ja auch sehr gute Wirkungen haben, konnte man diese Theriak-Verdünnung mit gutem Gewissen betreiben.

Zusammensetzung

Theriaks werden meistens als Latwerge zubereitet, das ist eine mus- oder pastenartige Zubereitung mit Honig und Wein.

Die Grundsubstanzen des Theriaks erhält man häufig als Pulver, aus dem man dann mit Honig und Wein im Wasserbad eine Paste herstellen kann. Manchmal erhält man den Theriak auch schon fertig zubereitet als Paste.

Die Rezepte der Theriak-Zubereitungen sind im Laufe der Jahrhunderte und von Ort zu Ort sehr unterschiedlich. Daher kann man auch kein Standard-Rezept für Theriak angeben.

Ein Theriak-Rezept aus dem 19. Jahrhundert (Quelle: Meyers Konversationslexikon von 1897) lautet folgendermaßen:

- 1 Teil Opium
- 6 Teile Angelikawurzel
- 4 Teile Schlangenwurzel, z.B. Rauwolfia, Virginische Schlangenwurzel, Traubensilberkerze, Schlangenknöterich
- 2 Teile Baldrianwurzel
- 2 Teile Meerzwiebel
- 2 Teile Zitwerwurzel
- 9 Teile Zimt
- 1 Teil Kardamom
- 1 Teil Myrrhe
- 1 Teil Eisenvitriol
- 3 Teile Wein
- 72 Teile Honig

Auch wenn dieses Rezept zeitlich recht weit entfernt von den Ursprüngen des Theriaks ist, und auch deutlich weniger Zutaten als 600 enthält, kann man einige typische Eigenheiten des Theriaks erkennen.

- **Opium** war ein wesentlicher Bestandteil der meisten Theriak-Mischungen. Dadurch konnte man eine gewisse schmerzstillende Wirkung erwarten und der Kranke wurde zudem ruhig und zufriedener.
- **Schlangenwurzel** war eine beliebte Zutat in Theriaks. Doch zahlreiche Pflanzen werden im Volksmund "Schlangenwurzel" genannt, daher ist nicht ganz klar, welche Pflanze wirklich gemeint ist. Folglich kamen verschiedene Pflanzen als Schlangenwurzel zum Einsatz, beispielsweise:
  - Rauwolfia: herzwirksam, beruhigend, gegen Schlangenbisse.
  - Virginische Schlangenwurzel (Virginienhohlwurzel): gegen Schlangenbisse.
  - Traubensilberkerze: viele Wirkungen, u.a. herzstärkend, schmerzstillend, gegen Frauenbeschwerden, gegen Schlangenbisse.
  - Schlangenknöterich: gegen Schlangenbisse.
- **Meerzwiebel** ist eine starke herzwirksame Heilpflanze, ähnlich aber milder wie der Fingerhut (Digitalis).
- **Eisenvitriol** (Eisen(II)-sulfat) könnte unter anderem deshalb enthalten sein, weil es die adstringierenden Anteile der Virginischen Schlangenwurzel bindet. Außerdem wirkt Eisenvitriol anscheinend antiseptisch.
- **Vipernfleisch** kommt zwar in diesem Rezept nicht vor, war zeitweise jedoch eine beliebte Theriak-Zutat, um gegen Schlangenbisse zu helfen.

Ein heute lieferbares Theriak-Rezept stammt von der Firma Caelo, die Apotheken beliefert:

- Angelikawurzel (ca. 40%)
- Baldrianwurzel (ca.15%)
- Zimt (ca. 15%),
- Zitwerwurzelstock (ca. 15%)
- Cardamom (ca. 7,5%,
- Myrrhe (ca. 7,5%)

Dieses Rezept ist möglicherweise das, was man heutzutage am häufigsten als Theriak erhält.

Es enthält nützliche Heilpflanzen, wie man sie teilweise auch in den Schwedenkräuter noch einmal vorkommen, z.B. Angelikawurzel.

Hinzu kommen Baldrian, der beruhigend wirkt, Zimt mit einer blut-zuckersenkenden Wirkung und Cardamom mit einer krampflösenden Wirkung. All diese Heilpflanzen haben auch noch weitere Wirkungen.

Tormentill - Potentilla tormentilla

Die Blutwurz ist eine beliebte traditionelle Heilpflanze.

Der Tormentill wird auch Blutwurz genannt, weil seine zusammen-ziehend wirkende Wurzel die Fähigkeit hat, Blut zu stillen.

Außerdem enthält die Wurzel der Pflanze einen rötlichen Saft, der beim Anschneiden austropft.

Anwendungsgebiete

Folgende Anwendungsgebiete sind typisch für Tormentill:

- Blutungen
- Durchfall
- Mundschleimhautentzündung
- Halsentzündung
- Hämorrhoiden

Aufgabe in den Schwedenkräutern

Im großen Schwedenbitter übernimmt der Tormentill folgende Aufgaben:

- adstringierend

- antibakteriell
- blutstillend
- entgiftend

Wichtige Inhaltstoffe

Folgende Inhaltstoffe wirken im Tormentill:

- Gerbstoff, Gerbsäure
- roter Farbstoff
- Tormentillin
- Harz, ätherisches Öl

Pflanzenbeschreibung

Der Tormentill ist in ganz Europa heimisch. Er wächst bevorzugt auf mageren Wiesen und in Mischwäldern.

Die mehrjährige Pflanze wird bis zu 30 Zentimeter hoch. Im Frühjahr treibt aus dem Rhizom gefingerte Blätter aus.

Die gelben Blüten erscheinen zwischen Mai und Oktober. Sie haben meistens vier Blütenblätter.

Wermutpulver - Artemisia absinthium

Der Wermut ist mit seinen graufilzigen Blättern und dem herbwürzigen Duft, den er verströmt, ein Inbegriff der Mittelmeerländer.

In Mitteleuropa wird Wermut in Gärten kultiviert, wie es die Mönche im Mittelalter vorgemacht haben.

Mit seinem stark bitteren Aroma gehört der Wermut zu den wichtigsten Bitterkräutern, die zur Stärkung der Verdauung verwendet werden.

Aber der Genuss des Wermuts ist auch ein zweischneidiges Schwert, denn seine ätherischen Öle wirken bei Langzeitgebrauch in hoher Dosierung sinnverwirrend, wie viele Künstler in der Blütezeit des Absinth-Getränks leidvoll erfahren mussten.

Anwendungsgebiete

Wermut wird für folgende Anwendungsgebiete eingesetzt:

- Verdauungsschwäche, Verstopfung
- Gallenbeschwerden

- Kreislaufschwäche
- Stumpfe Verletzungen: Verstauchungen, Quetschungen

Aufgabe in den Schwedenkräutern

Folgende Aufgaben übernimmt der Wermut in den Schwedenkräutern:

- abführend
- antibakteriell
- blutbildend
- entzündungshemmend
- verdauungsfördernd

Wichtige Inhaltstoffe

Folgende Inhaltstoffe wirken im Wermut:

- Ätherisches Öl: Absinthol
- Glykosid Absinthin
- Artemisin, Absinthiin, Anabsinthiin
- Bitterstoffe, Bernsteinsäure

Pflanzenbeschreibung

Das Korbblütengewächs Wermut ist im südlichen Europa heimisch. Von Mönchen wurde der Wermut im Mittelalter auch nach Mitteleuropa gebracht, wo er in den Klostergärten kultiviert wurde.

Er wächst bevorzugt auf kargen Böden, sogar Steine schrecken ihn nicht ab. Die mehrjährige Pflanze wird bis zu 100 Zentimeter hoch. Die grauen Blätter sind filzig und weich behaart. Die gelben, unscheinbaren Blüten erscheinen ab Juli.

Zitwerwurzel - Curcuma zedoaria

Die Zitwerwurzel ist eine Verwandte des Ingwers und ist in den tropischen Regenwäldern Südasiens heimisch. Dort ist sie ein wichtiges Gewürz und Heilmittel. Nach Europa kam die Zitwerwurzel erstmalig im sechsten Jahrhundert durch die Araber. Eine Zeitlang war sie hier sehr beliebt, doch inzwischen ist der Ingwer populärer.

Man kann die Zitwerwurzel zur Stärkung der Verdauung anwenden.

Anwendungsgebiete

Für folgende Anwendungsgebiete wird die Zitwerwurzel eingesetzt:

- Blähungen
- Verdauungsschwäche
- Koliken
- Herzschwäche

Aufgabe in den Schwedenkräutern

- antibakteriell
- beruhigend
- blutreinigend
- galletreibend
- krampflösend
- schleimlösend
- verdauungsfördernd

Wichtige Inhaltstoffe

Folgende Inhaltstoffe sind in der Zitwerwurzel enthalten:

- Zingiberene
- Ätherisches Öl: Alpha-Pinene, Cineol
- Curcumin, Sesquiterpene,
- Harz, Schleim

Pflanzenbeschreibung

Die Zitwerwurzel ist ein Verwandter des Ingwers und der Kurkuma.

Sie ist in Asien heimisch und wächst in tropischen und subtropischen Regenwald-Regionen.

Der Wurzelstock der Zitwerwurzel ist groß und verzweigt. Die Blätter können bis zu einen Meter lang werden.

Die Blüten sind gelb-rot. Die ganze Pflanze duftet stark.

Anwendung

Sie können Schwedenkräuter innerlich und äußerlich anwenden.

Innerlich

Wenn man die Schwedenkräuter einnimmt, wirken sie in erster Linie verdauungsfördernd. Sie stärken auch den Stoffwechsel, die Vitalität und das Immunsystem. So können sie bei zahlreichen Gesundheitsbeschwerden helfen. Man kann die Schwedenkräuter wahlweise mit Wasser verdünnt oder pur anwenden, wobei der verdünnten Einnahme im Zweifelsfall der Vorzug zu geben ist.

Verdünnte Einnahme

Am besten nimmt man die Schwedenkräuter mit Wasser verdünnt ein. In verdünnter Form wirken sie mild und das Wasser hilft zudem, die Wirkstoffe gut im Körper zu verteilen.

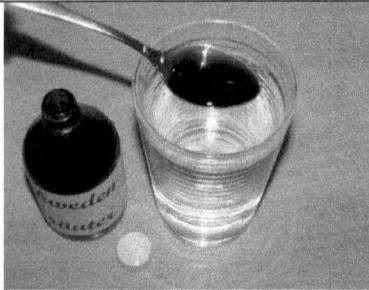	So bereiten Sie die verdünnten Schwedenkräuter als Schwedenkräuter-Getränk zu: • Geben Sie einen Teelöffel bis zu einen Esslöffel Schwedenkräuter in ein Glas Wasser.
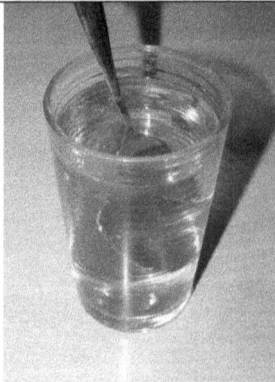	• Rühren Sie Schwedenkräuter und Wasser um. • Trinken Sie das Schwedenkräuter-Getränk in kleinen Schlucken.

Kalt, lauwarm oder warm

Das Wasser für das Schwedenkräuter-Getränk kann wahlweise kalt, lauwarm oder warm sein.

Die optimale Temperatur hängt vom jeweiligen Einsatzzweck ab.

- Kaltes Wasser ist gut geeignet, wenn Sie den Stoffwechsel stärken oder abnehmen wollen.
- Lauwarmes Wasser ist geeignet, wenn Sie Magenschmerzen, Halsschmerzen oder Verstopfung haben oder anderweitig empfindlich sind.
- Warmes Wasser hilft bei Erkältungen, Stirnhöhlenentzündung oder Krämpfen in Bauch oder Unterleib.

Bei anderen Beschwerden wählen Sie die Wassertemperatur, die Ihnen am angenehmsten erscheint.

Unverdünnte Einnahme

Wenn Sie wollen, können Sie die Schwedenkräuter auch pur einnehmen.

Dazu nimmt man einen Teelöffel bis zu einen Esslöffel unverdünnt ein.

Das ist jedoch eine heftige Anwendungsweise und für manchen zu intensiv. Bei der unverdünnten Anwendung sollte man sich bewusst machen, dass man nicht nur die Kräuter sondern auch den Korn unverdünnt einnimmt. Das verkraftet nicht jeder Magen.

Wer vorsichtig mit den Schwedenkräutern sein will, sollte die Schwedenkräuter besser verdünnt einnehmen.

Häufigkeit und Dauer der Einnahme

In akuten Situationen nehmen Sie das Schwedenkräuter-Getränk bei Bedarf ein. Manchmal reicht schon eine einzelne Einnahme, z.B. bei kurzzeitigen Bauchschmerzen.

Bei Krankheiten nehmen Sie die Schwedenkräuter drei Mal täglich ein.

Als Kur zur allgemeinen Stärkung und Vorbeugung kann man morgens und abends ein Schwedenkräuter-Getränk einnehmen.

Man kann die Schwedenkräuter über einen längeren Zeitraum anwenden.

Nach sechs Wochen Daueranwendung sollte man jedoch eine Pause von mindestens drei Wochen einlegen, bevor man die Schwedenkräuter wieder regelmäßig einnimmt. Dadurch behalten die Schwedenkräuter ihre Wirksamkeit und der Körper gewöhnt sich nicht zu stark daran.

Großer oder kleiner Schwedenbitter

Zur innerlichen Anwendung eignen sowohl der kleine als auch der große Schwedenbitter.

Der kleine Schwedenbitter wirkt intensiver, vor allem durch den Kampfer. Die Intensität ist so stark, dass empfindliche Menschen den kleinen Schwedenbitter nicht immer gut vertragen.

Der große Schwedenbitter ist milder und bei empfindlichen Menschen eher für die innerliche Anwendung geeignet.

Alkoholgehalt in Schwedenkräutern

Die Schwedenkräuter werden als alkoholischer Auszug zubereitet. Sie enthalten also so viel Alkohol wie ein Schnaps.

In normaler Dosis spielt das bei weitgehend gesunden Erwachsenen keine nennenswerte Rolle, weil die aufgenommene Menge der Schwedenkräuter gering ist.

Für kleine Kinder, Schwangere, Alkoholiker oder schwer Leberkranke ist die innerliche Einnahme der normalen Schwedenkräuter jedoch nicht geeignet.

Man kann die Schwedenkräuter auch in Wasser ausziehen, aber dann sind sie weniger wirksam und halten nicht so lange (siehe 73).

Keine Einnahme mit Milch

Die Schwedenkräuter sollten nicht zusammen mit Milch eingenommen werden.

Die Milch würde gerinnen und die Schwedenkräuter würden einen Teil ihrer Wirkung einbüßen, weil die Wirkstoffe von der Milch neutralisiert werden.

Umschlag - Auflage

Der Umschlag ist die intensivste Form der äußerlichen Schwedenkräuter-Anwendung.

So legen Sie einen Schwedenkräuter-Umschlag an:

	Sie brauchen:
	<ul><li>Ringelblumen-Salbe</li><li>Schwedenkräuter</li><li>Küchenpapier oder Watte</li><li>Plastikfolie</li><li>Handtuch oder Mullbinde</li><li>Sicherheitsnadel</li></ul>
	<ul><li>Zuerst muss die Haut mit einer Salbe, am besten Ringelblumensalbe eingerieben werden. Nur so kann sie vor Reizung und Austrocknung bewahrt werden.</li></ul>
	<ul><li>Tränken Sie dann ein Küchenpapier oder ein Stück Watte mit Schwedenkräutern.</li><li>Das Tuch sollte gut durchfeuchtet aber nicht tropfend nass werden.</li></ul>

65

	• Legen Sie das getränkte Tuch auf die zu behandelnde Körperstelle.
	• Legen Sie ein Stück Plastik-folie auf das Schwedenkräuter-Tuch, um die nächste Schicht vor Ver-färbungen und Durchfeuchtung zu schützen.
	• Wickeln Sie ein Handtuch oder eine Mullbinde um den Umschlag. • Fixieren Sie das Handtuch mit einer Sicherheitsnadel. • Lassen Sie den Umschlag mindestens eine Stunde bis über Nacht einwirken.

Mit einem Umschlag kann man einerseits Beschwerden des Bewegungs-apparates behandeln, beispielsweise Knieschmerzen.

Andererseits kann man auch innere Beschwerden mithilfe eines Um-schlag behandeln, beispielsweise Menstruationsschmerzen oder Gallenbeschwerden. Die Schwedenkräuter wirken dann durch die Haut bis nach innen.

Weil der kleine Schwedenbitter intensiver wirkt als der große Schweden-bitter, ist er für die äußerliche Anwendung besonders gut geeignet. Man kann aber auch den großen Schwedenbitter für die äußerliche Anwen-dung einsetzen.

Leberkompresse

Ein besonderer Umschlag ist die Leberkompresse.

Sie wird unter dem rechten Rippenbogen angewendet wie der Umschlag, aber naturgemäß nur als Auflage (Kompresse), weil der Rumpf zu groß ist, um mit einem Handtuch umwickelt zu werden.

Bei der Durchführung eines Leberwickels legt man sich für die Dauer der Anwendung ins Bett.

Das Besondere am Leberwickel ist, dass er nicht nur gegen Leber- und Gallebeschwerden hilft. Die Leber ist sozusagen die große Stoffwechselfabrik des Körpers. Daher hat das Befinden der Leber großen Einfluss auf das Wohlbefinden und die Leistungsfähigkeit.

Mit einem Leberumschlag können Sie also das gesamte Wohlbefinden stärken. Chronische Müdigkeit, Abwehrschwäche und andere allgemeine Gesundheitsbeschwerden können so behandelt werden.

Verstärkung durch Wärmflasche

Bei krampfartigen Beschwerden, z.B. Blähungs-Koliken, Gallenkoliken oder Periodenkrämpfen hilft Wärme bei der Lösung des Krampfzustandes.

Man kann also eine Schwedenkräuter-Auflage machen und zusätzlich eine Wärmflasche auflegen.

Die Wärme der Wärmflasche verstärkt die Wirkung der Schwedenkräuter und wirkt entkrampfend.

Schwedenkräuter-Pflaster

Ein Schwedenkräuter-Pflaster ist wie ein kleiner Schwedenkräuter-Umschlag.

Man kann so ein Schwedenkräuter-Pflaster anwenden, wenn ein Umschlag zu groß wäre, beispielsweise bei kleinen Furunkeln oder Warzen.

- Für ein Schwedenkräuter-Pflaster tränkt man entweder einen kleinen Wattebausch oder das Zellstoffkissen eines Pflasters mit Schwedenkräutern.
- Das Pflaster klebt man auf die betroffene Stelle beziehungsweise man fixiert den Wattebausch mit einem Pflaster.
- Ein Schwedenkräuter-Pflaster kann über Nacht oder einen Tag lang einwirken.

67

- Danach nimmt man es ab und erneuert es bei Bedarf.

Einreibung

Eine Schwedenkräuter-Einreibung ist eine schnelle, milde Art der äußerlichen Schwedenkräuter-Anwendung.

Sie eignet sich beispielsweise für Hautprobleme.

- Vor der Schwedenkräuter-Einreibung muss die Haut mit einer Salbe, z.B. Ringelblumensalbe eingefettet werden.
- Dann kann man ein Küchentuch mit Schwedenkräutern tränken oder ein paar Tropfen auf die Finger geben, je nach Größe des zu behandelnden Bereiches.
- Der betroffene Hautbereich wird mit der Schwedenkräuter-Flüssigkeit eingerieben.
- Die Schwedenkräuter-Flüssigkeit kann bis zum nächsten Waschen auf der Haut verbleiben.

Salbe und Creme

Eine Schwedenkräutersalbe oder Creme ist eine noch bequemere Anwendungsweise als die normale Einreibung. Bei Salbe oder Creme ist die schützende Fettsalbe nämlich gleich mit enthalten, man kann also auf die Vorbehandlung durch eine extra Salbe verzichten.

Mit Schwedenkräutersalben (und Cremes) kann man alles behandeln, was man äußerlich mit Schwedenkräutern behandeln will, also beispielsweise Gelenkbeschwerden, manche Hautkrankheiten oder innerliche Beschwerden.

Die Salbenanwendung der Schwedenkräuter ist milder und weniger wirkungsvoll als ein Schwedenkräuter-Umschlag. Sie entspricht eher der Schwedenkräuter-Einreibung.

Ein Anwendungsbeispiel für Schwedenkräuter-Salbe wäre beispielsweise, dass man bei akuten Gelenkschmerzen zunächst einen Umschlag anlegt und zur Nachbehandlung mehrmals täglich eine Salbeneinreibung durchführt.

Bad

Bei einem Schwedenkräuter-Bad kann mit die Wirkung eines Bades mit der Schwedenkräuter-Wirkung verbinden.

Dabei sollte man jedoch bedenken, dass man relativ viel Schwedenkräuter für Bade-Anwendungen benötigt.

Geeignet ist ein Schwedenkräuterbad beispielsweise für Fußschweiß. Dazu gibt man ein bis drei Esslöffel Schwedenkräuter in eine Schüssel mit kaltem oder warmen Wasser für das Fußbad. Je nach Temperatur führt man das Fußbad nur wenige Minuten (kaltes Wasser) oder etwa 20 Minuten (warmes Wasser) lang durch. Auch Sitzbäder beispielsweise gegen Blasenentzündung oder Handbäder gegen Nagelbettentzündung kann man so durchführen (beides mit warmem Wasser).

Nebenwirkungen der Schwedenkräuter

Wie jedes stark wirkende Mittel haben auch die Schwedenkräuter einige potentielle Nebenwirkungen. Diese lassen sich jedoch in den meisten Fällen durch geeignete Maßnahmen beheben.

Innerliche Nebenwirkungen

Bei der Einnahme von Schwedenkräutern kann es bei manchen Menschen vorübergehend zu leichtem Durchfall kommen. Dieser Durchfall hört normalerweise nach ein bis zwei Tagen wieder auf. Auch leichte Übelkeit kann bei empfindlichen Menschen auftreten.

Wenn Durchfall und Übelkeit nicht aufhören, sollte man die Dosis verringern oder vom kleinen Schwedenbitter auf den großen Schwedenbitter umsteigen, weil letzterer milder ist.

Äußerliche Nebenwirkungen

Auch äußerlich kann es zu einigen Nebenwirkungen kommen:

- Auf offenen Wunden brennen die Schwedenkräuter kurzzeitig.
- Bei ausgiebiger Anwendung kann die Haut austrocknen. Daher die Haut immer mit Fettsalbe schützen.
- In seltenen Fällen kann es zu allergischen Reaktionen, z.B. Quaddeln oder Juckreiz kommen.
- Bei Einwirkung von Sonne oder durch Hautpilze kann es zu vorübergehenden Verfärbungen der Haut kommen.

Zubereitung der Schwedenkräuter

Das Besondere an den Schwedenkräutern ist, dass man sich die Schwedenkräuter-Flüssigkeit, also das eigentliche Mittel selbst ansetzen kann.

Man kann Schwedenkräuter zwar auch als fertige Flüssigkeit kaufen, aber das ist einerseits teuer als die Ansetzkräuter und es macht auch weniger Freude als die eigene Zubereitung.

Die Ansetzkräuter erhält man in Apotheken oder Kräuterhandlungen. Die Kräutermischungen in Apotheken enthalten manchmal größere Mengen einzelner starker Kräuter (z.B. Aloe) als in Kräuterhandlungen, weil diese Kräuter in diesen Mengen apothekenpflichtig sind.

Bei dem Schwedenkräuter-Ansatz handelt es sich um eine Tinktur, das ist ein alkoholischer Auszug von Kräutern.

Man kann wahlweise die gesamte Menge einer Kräutermischung auf einen Schlag ansetzen, wie es auf der jeweiligen Packung beschrieben ist. Dazu braucht man dann je nach Rezeptur 1,5 bis 3 Liter hochprozentigen klaren Schnaps.

Alternativ kann man nur einen Teil der Kräuter mit einer Teilmenge Schnaps ansetzen. Das hängt von den eigenen Vorlieben ab.

In der nachfolgenden Fotoanleitung wird die Zubereitung von 0,5 Liter kleinem Schwedenbitter mit einem Drittel des Packungsinhaltes gezeigt. Die Vorgehensweise bei größeren Mengen ist jedoch die gleiche, man braucht nur größere Gefäße.

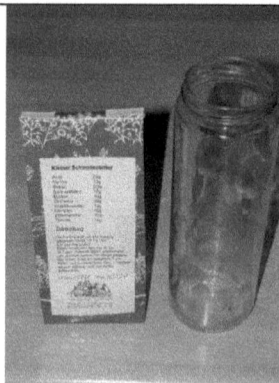	Um die Schwedenkräuter selbst zuzubereiten, braucht man: • eine Packung Ansetzkräuter • Ein Schraubdeckel-Glas mit weitem Hals • 0,5 bis 3 Liter Doppelkorn oder Wodka • Später noch ein Glas, einen Kaffeefilter und eine Flasche zur Aufbewahrung

	So setzt man Schwedenkräuter an:
	• Geben Sie die Ansetzkräuter in ein großes Schraubdeckel-Glas.
	• Gießen Sie den Korn über die Kräutermischung.
	• Verschließen Sie das Glas mit dem Deckel. • Schütteln Sie die Mischung gut durch. • Stellen Sie das Glas an einen warmen Platz. • Schütteln Sie es täglich ein bis zwei Mal. • Lassen Sie den Ansatz mindestens zwei Wochen lang ziehen.

	• Nach zwei bis vier Wochen sind die Schwedenkräuter fertig gezogen. • Sie werden dann abgefiltert. • Stülpen Sie dazu einen Kaffeefilter über ein leeres Glas.
	• Gießen Sie den Schweden-kräuter-Ansatz durch den Kaffeefilter in das leere Glas. • Der Kräuter-Satz bleibt im Filter hängen und die Flüssig-keit tropft in das Glas.
	• Wenn der ganze Ansatz durchgefiltert ist, wird die Flüssigkeit in eine dunkle Flasche gefüllt. • Die Dunkelheit der Flasche bewahrt die Schwedenkräuter vor einem schnellen Abbau der Wirksamkeit.
	• Beschriften Sie die Flasche mit Inhalt und Datum. • Bewahren Sie sie am besten kühl und dunkel auf. • Die Schwedenkräuter halten sich so jahrelang. • Im Laufe der Zeit reifen Sie sogar noch etwas nach.

Schwedenkräuter in Wasser ansetzen

Für kleine Kinder, Schwangere, Alkoholiker und besonders empfindliche Menschen kann man die Schwedenkräuter auch in Wasser anstelle von Korn ansetzen.

Die Schwedenkräuter werden dadurch jedoch schwächer in der Wirkung und erheblich weniger haltbar.

Die Wirkung bei einem Wasser-Ansatz ist schwächer, weil sich einige Wirkstoffe der Schwedenkräuter in Wasser nicht so gut oder gar nicht lösen wie in Alkohol.

Außerdem wirkt der Alkohol konservierend, was bei Wasser nicht der Fall ist. Beim Wasseransatz wirken nur die kräutereigenen Substanzen ein wenig konservierend.

So setzen Sie Schwedenkräuter mit Wasser an:

- Geben Sie 1 bis 2 Esslöffel der Kräutermischung in ein weithalsiges Schraubdeckel-Glas.
- Gießen Sie 500 ml kochendes Wasser über die Kräutermischung.
- Rühren Sie gut um.
- Lassen Sie den Ansatz abkühlen.
- Stellen Sie den Ansatz mitsamt der Kräuter in den Kühlschrank.
- Nach einem Tag können Sie den Schwedenkräuter-Ansatz bereits benutzen.
- Damit er sich möglichst lange hält, sollte er im Kühlschrank bleiben. die Kräuter sollten nicht abgefiltert werden, weil sie eine geringe konservierende Wirkung haben.
- Dennoch halten sich die Wasser-Schwedenkräuter nicht lange. Sobald sie merkwürdig aussehen oder riechen, sollte man sie entsorgen und frischen Ansatz zubereiten.

Cremes und Salben

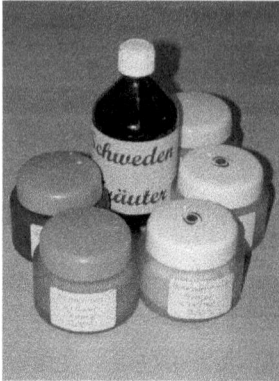

Für die bequeme äußerliche Anwendung der Schwedenkräuter kann man Schwedenkräuter-Cremes und Salben selbst zubereiten.

Manchmal kann man solche Cremes auch kaufen, aber diese käuflichen Schwedenkräutercremes enthalten manchmal nur Spuren von Schwedenkräutern. Man sollte also darauf achten, was genau angeboten wird.

Bei der eigenen Herstellung einer Schwedenkräuter-Creme weiß man genau, was in der Creme enthalten ist. Außerdem macht es Freude, Salben und Cremes anzurühren.

Grundlagen der Cremeherstellung

Damit die Herstellung von Salben und Cremes leicht gelingt, finden Sie hier einige grundlegende Informationen für die Salbenküche.

Salbe oder Creme

Eine Salbe ist in der eigentlichen Definition eine streichfähige Zubereitung, die ausschließlich aus Fetten und fettlöslichen Substanzen besteht. Im Volksmund werden auch fettreiche Cremes als Salben bezeichnet, das ist in diesem Text aber nicht der Fall.

Eine Creme enthält außer fetten und fettlöslichen Zutaten auch wässrige Zutaten. Damit sich Fett und Wasser verbinden, braucht man einen Emulgator. Solch ein Emulgator kann auch natürlicher Herkunft sein, z.B. Lanolin (Wollwachs).

Mengen

Mit den Mengen sollte man bei der Cremezubereitung sehr genau sein. Man muss die Zutaten nicht auf die Goldwaage legen, aber sie sollten in etwa aufs Gramm genau abgewogen werden.

Für den Anfang empfehle ich folgende Geräte zum Messen der Mengen:

- Messlöffel (2 ml ~ 2 gr)
- Messbecher ca. 20 ml

- Messbecher ca. 100 ml
- Diabetiker-Waage (wenn möglich)

Kochvorgang

Man kann die Salbenbestandteile in sauberen Marmeladengläsern erhitzen, die in einer wassergefüllten Pfanne erhitzt werden. Hitzefeste Spezialgläser sind natürlich schicker, aber wenn sie sauber sind, sind Marmeladengläser durchaus brauchbar.

Sauberkeit

In der Salbenküche ist das Wichtigste, dass man so sauber wie möglich arbeitet.

Die Arbeitsfläche muss sauber sein und alle Geräte möglichst heiß abgewaschen werden; Spülmittelreste und Dreck müssen unbedingt abgewaschen werden, sonst werden die Salben schnell schimmelig.

Werkzeuge

Schon mit einfachen Mitteln aus dem Haushalt kann man Cremes und Salben zubereiten.

Natürlich kann man sich auch schickes Werkzeug speziell für diesen Zweck anschaffen, das hat dann auch gewisse Vorteile, aber ist nicht unbedingt in vollem Maße nötig. Vor allem, wenn man das Geheimnis der Salbenküche erstmal unverbindlich antesten will, ist es ganz hilfreich, wenn man nicht erst hunderte von Euro in die Ausstattung stecken muss.

Grundausstattung für Sparsame:

- 3 saubere Marmeladen-Gläser
- 1 Pfanne
- 1 sauberen Esslöffel
- Briefwaage
- 1 Messbecher, 100 ml
- Gefäße für die Salben (in Apotheken erhältlich)

Material

Das Material für die Salbenküche ist mannigfaltig. Es gibt einige Grundsubstanzen, die regelmäßig verwendet werden, aber auch etliche selten benutzten Spezialstoffe.

Cremes und Salben

Für die Schwedenkräuter-Cremes und Salben werden nur einfache Grundzutaten verwendet, um die Rezepte möglichst unkompliziert zu halten.

Pflanzenöle

Pflanzenöle können fast alle empfohlen werden.

- Besonders edel sind Mandelöl und Jojobaöl.
- Olivenöl hat eine große Heilkraft.
- Sonnenblumenöl und Rapsöl sind preiswert und leicht.
- Andere Pflanzenöle sind auch geeignet.

Konsistenzgeber

Konsistenzgeber sind all die Stoffe, die die Mischung aus Öl und Wasser, bzw. Öl alleine eine schmierbare Creme bzw. Salbe machen. Sie machen die Gesamtmischung dicker.

Die unterschiedlichen Konsistenzgeber wirken und verhalten sich unterschiedlich. In einer Salbe oder Creme können mehrere Konsistenzgeber gemischt werden.

- Bienenwachs hat eine gute Schutzwirkung, bleibt als Film schützend stehen und härtet recht stark.
- Sheabutter ist besonders hautfreundlich, macht die Creme sahnig und härtet nur wenig.

Emulgatoren

Emulgatoren sind das Geheimnis, die den Unterschied zwischen Salbe und Creme ausmachen. Sie sind in der Lage Fett- und Wassermoleküle zu verbinden.

Dadurch entsteht eine sogenannte Emulsion, also eine Verbindung von Fetten und Wasser. Milch ist übrigens auch eine Emulsion.

Lanolin anhydrid

Lanolin (=Wollwachs) ohne Wasser (=anhydrid) ist ein natürlicher Emulgator.

Daraus kann man eine fettreiche Creme herstellen.

Lanolin hat zudem eine ausgeprägte pflegende Wirkung, es stellt also gleichsam einen Wirkstoff dar.

Manche Menschen reagieren allergisch auf Lanolin, aber die meisten vertragen es sehr gut.

Wollwachsalkohole

Wollwachsalkohole sind der Bestandteil des Lanolins, der als Emulgator wirkt. Dieser Bestandteil wird auch das "Unverseifbare" genannt.

Die lanolintypischen zähen und klebrigen Komponenten fehlen bei den Wollwachsalkoholen.

Wollwachsalkohole haben übrigens nichts mit Trinkalkohol zu tun, sie gehören nur chemisch gesehen in die gleiche Substanzengruppe.

Die Wollwachsalkohole als Emulgator ergeben Cremes, die denen mit Lanolin als Emulgator ähneln, sie sind jedoch leichter, lockerer und weniger zäh.

Die Wollwachsalkohole sind als wachsartige, kleine Pastillen im Handel. In Apotheken muss man manchmal genau erklären was man will, weil die Mitarbeiter dort eine vaselinehaltige, salbenartige Mischsubstanz für Wollwachsalkohole halten.

Tegomuls

Tegomuls ist ein Emulgator, mit dem man wasserreiche Cremes herstellen kann. Es ist ein weißes Pulver und entstammt der Lebensmittelherstellung, wo es für lockere Kuchen und Eiscremes verwendet wird.

Die mit Tegomuls zubereiteten Cremes werden leichte Öl-in-Wasser-Cremes, die sich als Gesichtscremes eignen.

Schwedenkräuter-Tinktur

Für eine Creme braucht man eine Wasserphase.

In die Wasserphase kann man Schwedenkräuter einfügen, um der Creme eine Wirkung zu geben.

Bei einigen der Cremerezepte stellt die Schwedenkräutertinktur die gesamte Wasserphase dar, bei anderen werden die Schwedenkräuter mit Wasser vermischt.

Haltbarkeit

Selbst gerührte Cremes sind normalerweise weniger haltbar als gekaufte Cremes, weil man einerseits keine sterile Umgebung zur Herstellung hat und meistens keine starken Konservierungsmittel verwendet.

Als Faustregel kann man sich merken, dass Cremes mit hohem Wasseranteil schneller schlecht werden (z.B. verschimmeln) als Cremes mit wenig Wasseranteil.

Tinkturen (wie die Schwedenkräuter) oder ätherische Öle können die Haltbarkeit verlängern. auch kühle Lagerung fördert die Haltbarkeit.

Die vorgestellten Rezepte sind unterschiedlich haltbar, weil sie verschiedene Wassermengen und Schwedenkräuter-Gehalt haben.

Die Schwedenkräuter-Heilcremes mit hohem Schwedenkräuter-Anteil und die Salben können im günstigen Fall Jahre halten.

Die Schwedenkräuter-Gesichtscreme und die Creme mit geringem Schwedenkräuter-Anteil kann aber schon nach wenigen Wochen oder früher schlecht werden.

Sobald man Schimmel sehen kann oder die Creme merkwürdig riecht oder sich die Konsistenz deutlich verändert, sollte man sie nicht mehr verwenden.

Solange Aussehen, Geruch und Konsistenz gut sind, kann man die Cremes und Salben weiter benutzen.

Bezugsquellen

Zutaten für einfache Salben bekommt man in Lebensmittelläden und in Apotheken.

Bienenwachs, wasserfreies Wollwachs und die anderen Zutaten kann man in Läden wie Spinnrad kaufen. Auch in Apotheken kann man sich die Zutaten bestellen.

Schwedenkräuter-Creme

Für eine Schwedenkräuter-Heilcreme stellen wir Ihnen hier drei verschiedene Rezepte vor. Weiter hinten gibt es noch ein Rezept für eine leichte Schwedenkräuter-Gesichtscreme.

Die Schwedenkräuter-Heilcremes haben einen hohen Fettanteil und beinhalten möglichst viel Schwedenkräuter.

Sie werden alle auf die gleiche Weise zubereitet. Daher gibt es eine gemeinsame Anleitung für die Zubereitung.

Starke Schwedenkräuter-Creme mit Wollwachsalkoholen

Bei dieser Creme werden Wollwachsalkohole als Emulgator verwendet.

Der Schwedenkräuter-Anteil ist so hoch wie möglich.

Zutaten:

- 30 ml Pflanzenöl
- 5 gr Wollwachsalkohole
- 2 gr Bienenwachs
- 2 gr Sheabutter
- 30 ml Schwedenkräuter

Die starke Schwedenkräuter-Creme mit Wollwachsalkoholen ist die beste der drei vorgestellten Rezepturen.

Sie ist einerseits stark durch den hohen Schwedenkräuter-Anteil. Dadurch ist sie meistens auch lange haltbar.

Außerdem lässt sie sich sehr angenehm verstreichen, weil die Wollwachsalkohole eine gute Konsistenz bewirken.

Leider ist diese Rezeptur etwas schwieriger herzustellen als die anderen beiden Rezepturen. Man braucht etwas mehr Fingerspitzengefühl und muss die Creme häufig noch ein paar Mal nachrühren, damit die Emulsion verbunden bleibt und sich die Zutaten nicht absetzen oder gerinnen. Der hohe Schwedenkräuteranteil ist für die Wollwachsalkohole nämlich relativ schwierig zu binden. die Sheabutter hilft bei dieser Bindung und macht die Creme außerdem schön geschmeidig.

Starke Schwedenkräuter-Creme mit Lanolin

Bei dieser Creme wird Lanolin als Emulgator verwendet.

Der Schwedenkräuter-Anteil ist so hoch wie möglich.

Zutaten:

- 30 ml Pflanzenöl
- 15 gr Lanolin (Wollwachs ohne Wasser)
- 4 gr Bienenwachs
- 30 ml Schwedenkräuter

Diese Creme ist stark durch den hohen Schwedenkräuter-Anteil. Das macht diese Creme auch lange haltbar.

Weil Lanolin mit großen Schwedenkräuter-Mengen gut klarkommt, ist sie leicht und zuverlässig herzustellen.

Die Creme ist jedoch etwas zäh beim Verstreichen. Die Konsistenz ist weniger angenehm als bei der Creme mit Wollwachsalkoholen.

Leichte Schwedenkräuter-Creme mit Wollwachs-alkoholen

Bei dieser Creme werden Wollwachsalkohole als Emulgator verwendet.

Der Schwedenkräuter-Anteil ist relativ gering.

Zutaten:

- 30 ml Pflanzenöl
- 5 gr Wollwachsalkohole
- 2 gr Bienenwachs
- Auf Wunsch: 2 gr Sheabutter
- 20 ml Wasser
- 10 ml Schwedenkräuter

Die leichte Schwedenkräuter-Creme mit Wollwachsalkoholen hat eine angenehme Konsistenz, ist in ihrer Wirkung jedoch weniger stark.

Durch den geringen Schwedenkräuter-Anteil ist sie leicht herzustellen.

Diese Rezeptur ist geeignet, wenn eine ausgeprägte Pflegewirkung und nur leichte Schwedenkräuter-Wirkungen erwünscht sind, beispielsweise als Fußcreme.

Anleitung für die Cremeherstellung

Alle drei Creme-Rezepte werden in etwa gleich hergestellt. Daher folgt hier eine gemeinsame Foto-Anleitung.

- Stellen Sie die Zutaten bereit.

- Geben Sie Öl, Wachs, Shea-butter und Emulgator in ein hitzefestes Glas.
- Geben Sie die Schweden-kräuter und eventuelles Wasser in ein anderes Glas.
- Stellen Sie beide Gläser in ein heißes Wasserbad.

- Erhitzen Sie die Zutaten bis die festen Bestandteile ge-schmolzen sind.

- Nehmen Sie beide Gläser aus dem Wasserbad.
- Gießen Sie die Wasserphase unter Rühren in die Fettphase.

	• Rühren Sie kräftig um, so-lange die Crememischung heiß ist. • Bei der Creme mit Lanolin können Sie auch mit dem Mixer rühren und in einem kalten Wasserbad das Abkühlen beschleunigen.
	• Nach und nach wird die Creme fester. • Rühren Sie, bis die Creme handwarm und cremig ist. • Die starke Creme mit Wollwachsalkoholen muss man danach noch mindestens eine Stunde lang immer mal wieder umrühren..
	• Füllen Sie die Creme in einen Salbentiegel.
	• Beschriften Sie den Salbentiegel mit Inhalt und Datum.

Gesichtscreme mit Schwedenkräutern

Die Schwedenkräuter-Gesichtscreme ist eine leichte Creme, die unter anderem zur täglichen Pflege von unreiner Haut geeignet ist.

Zutaten

- 10 ml Pflanzenöl
- 4 gr Tegomuls (Emulgator)
- 5 gr Sheabutter
- 40 ml Wasser
- 20 - 50 Tropfen Schwedenkräuter
- Auf Wunsch: 20-30 Tropfen ätherisches Öl Lavendel oder Teebaum

Anleitung

Die Gesichtscreme wird weitgehend genauso hergestellt wie die anderen Schwedenkräuter-Cremes. Es gibt nur kleine Unterschiede.

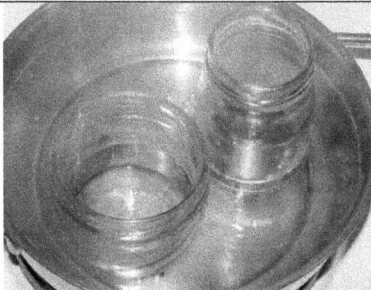

- Erhitzen Sie die fettlöslichen Bestandteile und die wasser- löslichen Zutaten in getrennten Gläsern im Was- serbad.
- Gießen Sie die Wasserphase unter Rühren in die Fettphase, sobald alles geschmolzen ist.

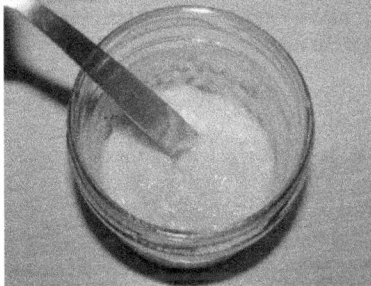

- **Achtung!** Während man stän- dig rührt, wird die Konsistenz der Creme vorübergehend wie ein Pudding. Dann muss man besonders stark rühren.
- Sobald die Creme handwarm und cremig ist, kann man sie in einen Salbentiegel abfüllen.

Bienenwachs-Salbe

Eine reine Fettsalbe ist etwas einfacher herzustellen als eine Creme, dauert aber länger in der Zubereitung.

Der Nachteil einer reinen Fett-Salbe mit Schwedenkräutern ist jedoch, dass die Schwedenkräuter-Flüssigkeit nicht darin gelöst werden kann. Auch die Wirkstoffe der Kräuter können nur teilweise in Fett gelöst werden. Eine reine Fettsalbe mit Schwedenkräutern kann daher keinen sehr hohen Schwedenkräutergehalt aufweisen.

Bei dem hier vorgestellten Salben-Rezept handelt es sich um eine Salbe mit natürlichen Zutaten wie Pflanzenöl, Bienenwachs und Lanolin. Lanolin und Bienenwachs helfen aktiv bei der Bindung der Schwedenkräuter-Wirkstoffe in die Salbe, weil sie eine natürliche Emulgatorwirkung haben.

Für den Schwedenkräuter-Anteil wird der Kräutersatz verwendet, der beim Abfiltern der Schwedenkräuter zurück bleibt. Dieser Kräutersatz hat den Vorteil, dass die Wirkstoffe zum großen Teil schon gelöst in Alkoholspuren vorliegen. So können die Wirkstoffe besser in die Salbe übergehen. Die fettlöslichen Anteile der Kräuter können durch das Verweilen des Kräutersatzes in der Salbe aufgenommen werden.

Zutaten

- 60 ml Pflanzenöl
- 3 gr Bienenwachs
- 8 gr Lanolin
- 30 - 60 gr Schwedenkräuter-Satz (Rest vom Abfiltern)

Anleitung

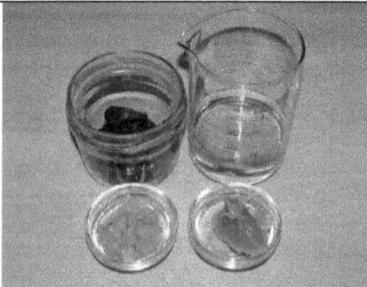

So bereiten Sie eine Schwedenkräuter-Salbe zu:

- Stellen Sie die Zutaten bereit.

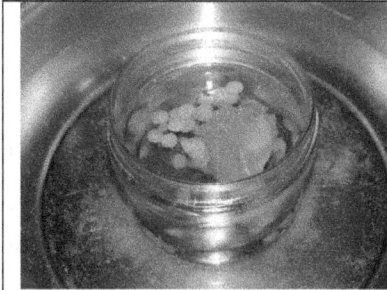	• Geben Sie alle Zutaten in ein hitzefestes Glas. • Stellen Sie das Glas in ein heißes Wasserbad, z.B. Wasser in einer Pfanne auf der Herdplatte.
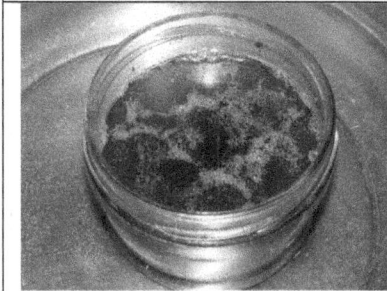	• Warten Sie bis Bienenwachs und Lanolin geschmolzen sind. • Rühren Sie die Mischung um. • Stellen Sie die Herdplatte aus und lassen Sie die Mischung langsam abkühlen.
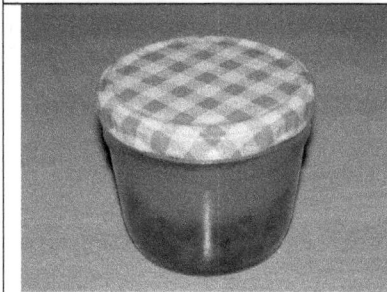	• Verschließen Sie das Glas. • Lassen Sie die Mischung über Nacht ziehen. Auf Wunsch kann sie auch länger ziehen.
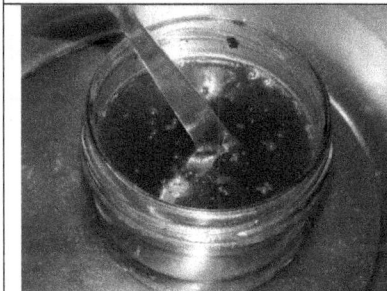	• Schmelzen Sie die Mischung erneut im Wasserbad. • Rühren Sie noch mehrmals um.

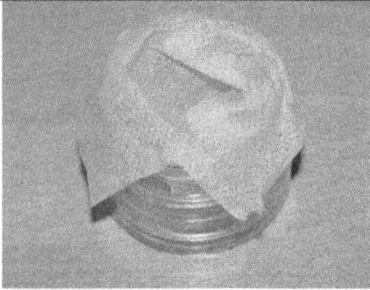	• Bereiten Sie einen Salben-tiegel vor. • Stülpen Sie einen Teefilter oder ein Gazetüchlein über die Öffnung als Filter für die Salbe.
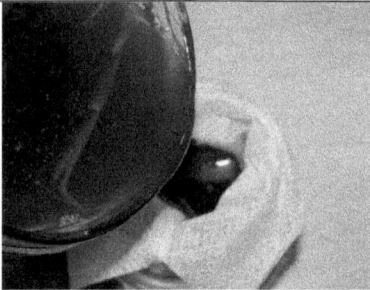	• Gießen Sie die flüssige Sal-benmischung durch den Teefilter in den Salbentiegel.
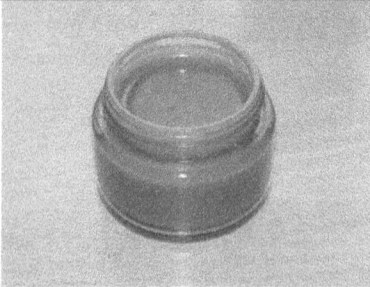	• Entfernen Sie den Teefilter und lassen Sie die Salbe abkühlen.
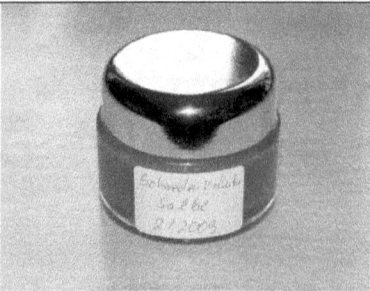	• Verschließen Sie den Salben-tiegel. • Beschriften Sie ihn mit Inhalt und Datum.

Vaseline-Salbe

Traditionell werden einfache Salben oft mit Vaseline, Melkfett oder Schweineschmalz zubereitet.

Mir persönlich ist zwar keine dieser Zutaten als Salbengrundlage sehr sympathisch, aber der Vollständigkeit halber gibt es auch mit diesen Salbengrundlagen ein Rezept.

Schwedenkräuter-Salben aus Vaseline, Melkfett oder Schweineschmalz enthalten noch weniger Schwedenkräuter-Wirkstoffe als die Bienen-wachs-Salbe, weil sie keine natürlichen Emulgatoren zur Bindung der wasserlöslichen Wirkstoffe enthalten.

Zutaten

- 60 gr Vaseline, Melkfett oder Schweineschmalz
- 30 - 60 gr Schwedenkräuter-Satz (Rest vom Abfiltern)

Kurzanleitung

	<ul><li>Für diese Salbe brauchen Sie nur zwei Zutaten.</li><li>Gehen sie genau so vor, wie bei der Bienenwachs-Salbe beschrieben:</li><li>Gemeinsam schmelzen, ziehen lassen, wieder schmelzen, abfiltern.</li></ul>
	<ul><li>Diese Salbe wird hell und angenehm streichfähig.</li><li>In ihr sind nur geringe Mengen Schwedenkräuter-Wirkstoffe enthalten.</li></ul>

Ringelbumensalbe zur Vorbehandlung

Zur Vorbehandlung für einen Schwedenkräuter-Umschlag oder eine Einreibung braucht man eine schützende Fettsalbe. Dazu eignet sich am besten eine Ringelblumensalbe.

Eine Ringelblumensalbe kann man auch selbst zubereiten. Man stellt sie nach dem gleichen Prinzip wie die Schwedenkräuter-Bienenwachs-Salbe her. Als Wirkstoff verwendet man wahlweise getrocknete oder frische Ringelblumen-Blüten.

Zutaten

- 60 ml Pflanzenöl
- 4 gr Bienenwachs
- Auf Wunsch: 2 gr Lanolin
- 2 gr trockene oder 8 gr frische Ringelblumen-Blüten

Kurzanleitung

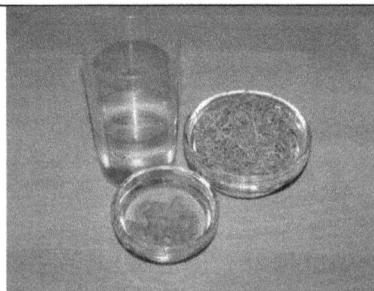	• Die Ringelblumensalbe wird genau so hergestellt wie die Schwedenkräuter-Bienen-wachs-Salbe: • Gemeinsam schmelzen, ziehen lassen, wieder schmelzen, abfiltern.
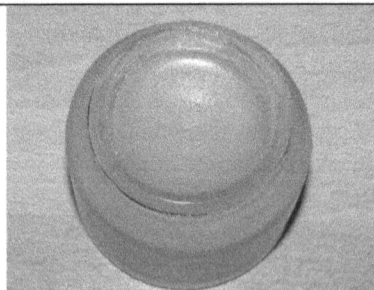	• Die Salbe wird sonnengelb und lässt sich gut verstreichen.

Schwedenkräuter-Gel mit Xanthan

Mit einem Schwedenkräuter-Gel kann man Schwedenkräuter-Einreibungen etwas einfacher und gründlicher gestalten. Das Gel hat nämlich eine dickere Beschaffenheit als die reine Schwedenkräuter-Flüssigkeit und lässt sich daher einfacher und nachhaltiger auftragen.

Das Schwedenkräuter-Gel hat einen sehr hohen Schwedenkräuter-Anteil, denn es enthält nur Schwedenkräuter und eine geringe Menge Gelbildner Xanthan. Xanthan kann man in Läden für Kosmetikzubehör kaufen, z.B. Spinnrad.

Zutaten

50 ml Schwedenkräuter-Flüssigkeit

2 gr Xanthan

Kurzanleitung

	• Geben Sie die Schwedenkräuter-Flüssigkeit und den Gelbildner Xanthan in ein kleines Schraubdeckel-Glas.
	• Verschließen Sie das Glas und schütteln Sie gründlich. • Wiederholen Sie das Schütteln hin und wieder während der nächsten 15 Minuten. • Dann ist das Gel fertig und kann abgefüllt werden.

Anwendungsgebiete von A bis Z

Auf den folgenden Seiten finden Sie zahlreiche Anwendungsgebiete, bei denen Schwedenkräuter helfen können.

Auf einen erklärenden Text folgen immer einige wichtige Informationen darüber, wann man zu Arzt muss und wie das Gesundheitsproblem behandelt werden kann.

Folgende Punkte werden aufgeführt:

Wann zum Arzt: Wann man zum Arzt gehen sollte.

Schulmedizin: Wie die Schulmedizin die Krankheit behandelt.

Heilpflanzen: Heilkräuter, die sich zur Behandlung eignen.

Hausmittel: Geeignete Hausmittel.

Schwedenkräuter: Wie man die Schwedenkräuter anwendet.

Es wirken: Welche Zutaten der Schwedenkräuter hierbei helfen.

"Alte Handschrift": Behandlungstipps aus der "Alten Handschrift".

Abgespanntheit

Abgespanntheit kann viele Ursachen haben. Wenn man nicht weiß, warum man unter Abgespanntheit leidet, und diese über einen längeren Zeitraum hinweg anhält, sollte man einen Arzt aufsuchen, um die Ursache abklären zu lassen.

Wenn die Ursache für die Abgespanntheit bekannt ist, beispielsweise durch erhöhte Belastung, dann kann man die Schwedenkräuter zur unterstützenden Behandlung der Abgespanntheit anwenden.

Die Schwedenkräuter sollten bei Abgespanntheit jedoch nicht die einzige Behandlung sein. Wichtig wäre auch, dass man sich ausreichend ausruht, Bewegung an frischer Luft, eine ausgewogene Ernährung mit genügend Vitaminen, Mineralien und Spurenelementen.

Wann zum Arzt: Bei ungeklärter Ursache

Schulmedizin: Behandlung je nach Ursache

Heilpflanzen: Baldrian, Holunder, Johanniskraut, Melisse, Rosmarin

Hausmittel: Kalte Güsse, Wassertreten

Schwedenkräuter: Innerlich, Leberkompresse

Es wirken: Angelika, Kampfer, Wermut, Theriak

Akne - Pickel

Bei der Behandlung der Akne ist es wichtig, dass die betroffene Haut regelmäßig gut gereinigt wird. Auch sollte man keine Cremes verwenden, die zu viel Fett enthalten oder Substanzen, die die Mitesser-Bildung fördern.

Mit Schwedenkräutern kann man die betroffenen Hautstelle abtupfen. Dies hat eine reinigende und desinfizierende Wirkung. Außerdem werden Entzündungsprozesse verringert.

Wann zum Arzt: Bei sehr starker Akne

Schulmedizin: Vitamin-A-Säure

Heilpflanzen: Kamille, Kampfer, Schafgarbe,

Hausmittel: Gesichtsdampfbad

Schwedenkräuter: Innerlich, Einreibung

Es wirken: Aloe, Eberwurz, Kampfer, Myrrhe, Tormentill

Aphten - Zungenbläschen

Aphten sind kleine, offene Bläschen im Mundraum. Sie können stark schmerzen. Meistens heilen sie innerhalb von ein bis zwei Wochen.

Wann zum Arzt: Wenn zahlreiche Aphten gleichzeitig auftreten.

Schulmedizin: Mundspülung, spezielle Salben

Heilpflanzen: Melissen-Öl, Kamille, Salbei, Thymian

Schwedenkräuter: Bläschen betupfen

Es wirken: Myrrhe, Tormentill

"Alte Handschrift": Fleißig befeuchten.

Appetitlosigkeit

Mangelnder Appetit entsteht oft als Folge von Krankheiten oder bei viel Stress. Manchmal ist auch nur der Appetit auf richtige Mahlzeiten einge-schränkt und man stillt den Hunger dann mit schnellen Snacks und Süßigkeiten, die gerade erreichbar sind.

Schwedenkräuter können helfen, den Appetit wieder in richtige Bahnen zu lenken. Bitterstoffe in der Schwedenkräuter Mischung fördern die Verdauung und beleben den Appetit auf gesundes Essen.

Heißhunger auf Snacks und Süßigkeiten wird hingegen gelindert.

Wann zum Arzt: Bei länger andauernder ungeklärter Appetitlosigkeit

Schulmedizin: Behandlung der Ursache

Heilpflanzen: Angelika, Basilikum, Enzian, Wermut

Hausmittel: Bitteres, Hühnersuppe, frische Luft

Schwedenkräuter: Innerlich, Leberkompresse

Es wirken: Angelika, Eberwurzel, Enzian, Kalmus, Wermut

"Alte Handschrift": Schwedenkräuter bringen den verlorenen Geschmack wieder. Sie regen den Appetit an.

Arthrose

Bei Arthrose nutzen sich die Knorpel der Gelenke ab. Dadurch fallen Bewegungen schwer und sind auch schmerzhaft.

Um die Abnutzung der Knorpel zu verzögern, ist es vor allem wichtig, sich regelmäßig zu bewegen. Denn durch die Bewegung wird in der Gelenkkapsel die Gelenkschmiere gebildet. Die Gelenkschmiere schmiert das gesamte Gelenk und verhindert dadurch weitere Abnutzung.

Außerdem ist es wichtig, dass man regelmäßig viel trinkt (2-3 Liter/Tag). Die bekannteste Heilpflanze zur Behandlung der Arthrose ist die Teufelskralle. Man erhält Teufelskralle in zahlreichen Fertigpräparaten.

Mithilfe von Schwedenkräutern kann man die Arthrose sowohl innerlich als auch äußerlich behandeln.

Wann zum Arzt: Bei starker Bewegungseinschränkung

Schulmedizin: Schmerzmittel, Salben, Künstliche Gelenke

Heilpflanzen: Teufelskralle, Beinwell, Kampfer

Hausmittel: Regelmäßige Bewegung, Gelatine-Kapseln, Viel trinken

Schwedenkräuter: Umschläge, Creme

Es wirken: Angelika, Kampfer, Kieselerde

Aufgesprungene Hände

Die Haut der Hände wird durch Trockenheit und Kontakt mit Putzmitteln stark beansprucht. Sie kann dadurch aufreißen und schmerzen.

Wann zum Arzt: Bei starken Entzündungen

Schulmedizin: Pflege durch Handcremes.

Heilpflanzen: Ringelblume, Kamille, Beinwell

Hausmittel: Kartoffel-Creme

Schwedenkräuter: Creme, Salbe

Es wirken: Angelika, Myrrhe, Tormentill

"Alte Handschrift": Schwedenkräuter heilen aufgesprungene Hände.

Augenschmerzen

Augen können durch Überanstrengungen, lange Bildschirmarbeit, Zugluft oder Infektionen schmerzhaft gereizt sein oder sich gar entzünden.

Gegen gereizte Augen helfen feuchtigkeits-fördernde Augentropfen, die rezeptfrei in Apotheken und Drogerien erhältlich sind.

Mithilfe von Schwedenkräutern kann man diese Entzündung lindern. Dazu tropft man die Schwedenkräuter jedoch nicht direkt in die Augen, weil sie es viel zu scharf sind. Man reibt die Schwedenkräuter über die Augenlider und Augenwinkel oder legt einen kleinen Umschlag auf.

Wann zum Arzt: Bei Sehstörungen und Eiterung

Schulmedizin: Augentropfen

Heilpflanzen: Keine Heilpflanzen im Auge anwenden!

Hausmittel: Augen mit hohler Hand 1-5 Minuten lang zu halten

Schwedenkräuter: Umschlag, Lider und Augenwinkeln einreiben

Es wirken: Aloe, Kampfer, Myrrhe,

"Alte Handschrift": Augenwinkel befeuchten oder feuchten Lappen auf geschlossene Augen legen.

Ausschläge

Bei einem plötzlich auftretenden Ausschlag mit unbekannter Ursache, ist es wichtig, dass man zunächst die Ursache feststellt.

Mit Schwedenkräutern kann man die unangenehmen Erscheinungen eines Ausschlages etwas lindern.

Die betroffenen Stellen können mit Schwedenkräutern eingerieben werden. Dabei ist es wichtig, dass man die Haut vorher mit einer Fettsalbe behandelt, denn sonst trocknet die Haut zu stark aus.

Die Schwedenkräuter können den Juckreiz des Ausschlages lindern und auch bremsend auf die Entzündungsprozesse einwirken.

Wann zum Arzt: Bei ungeklärter Ursache

Schulmedizin: Manchmal juckreizlindernder Puder

Heilpflanzen: Birke, Ehrenpreis, Kamille, Lavendel,

Hausmittel: Puder

Schwedenkräuter: Einreiben

Es wirken: Aloe, Kampfer, Myrrhe, Roter Ton

"Alte Handschrift": Oft und gut befeuchten. Treibt den Kindern die Blattern heraus. Dazu verdünnt einnehmen. Wenn die Blattern anfangen zu trocknen, mit Schwedenkräutern befeuchten.

Bauchspeicheldrüsenerkrankungen

Die Bauchspeicheldrüse gehört zum Verdauungssystem und ist eine Hormondrüse. Bei Erkrankungen sind Verdauung und Zuckerstoffwechsel beeinträchtigt.

Schwedenkräuter eignen sich zur Behandlung von leichten Störungen der Bauchspeicheldrüse.

Wann zum Arzt: Bei Verdacht auf Diabetes oder Bauchspeicheldrüsenentzündung

Schulmedizin: Je nach genauer Erkrankung

Heilpflanzen: Beifuß, Eberwurz, Enzian, Wermut

Schwedenkräuter: Innerlich, Umschlag

Es wirken: Eberwurz, Enzian, Wermut, Zitwerwurzel

Beulen

Beulen entstehen durch stumpfe Verletzungen.

Die meisten Beulen sind schmerzhaft, aber im allgemeinen harmlos.

Am Anfang sollte eine Beule kalt behandelt werde. Durch die Kälte verengen sich die verletzten Blutgefäße. Die Schwellung bleibt gering.

Wann zum Arzt: Bei sehr großen Beulen oder starken Schmerzen

Schulmedizin: Heparin-Salben, Abschwellende Salben

Heilpflanzen: Arnika, Beinwell, Johanniskraut, Kampfer

Hausmittel: Eispackungen

Schwedenkräuter: Kalter Umschlag, Creme

Es wirken: Aloe, Angelika, Eberwurz, Kampfer

"Alte Handschrift": Schwedenkräuter heilen Beulen und Flecken.

Blähungen - Meteorismus

Bei Blähungen bilden sich Gase in den Därmen. Diese Gase können durch Verdauungsprozesse entstehen, beispielsweise weil man bestimmte Nahrungsmittel nicht verträgt. Häufig gehen Blähungen als Winde ab. Das kann zwar unerfreulich riechen, bringt dem Betroffenen jedoch Erleichterung.

Wenn die Winde nicht abgehen, sammelt sich immer mehr Luft im Bauchraum. Dies kann sehr schmerzhaft werden. Bei schmerzhaften Blähungen legt man am besten eine Wärmflasche auf den Bauch. Auch zahlreiche Heilkräuter helfen gegen Blähungen, die man am besten als Tee in kleinen Schlucken trinkt.

Mit Schwedenkräutern kann man die Blähungen sowohl innerlich als auch äußerlich behandeln. Innerlich zur Verdauungsstärkung und Entkrampfung. Äußerlich als warmer Umschlag oder Salbeneinreibung im Uhrzeigersinn.

Wann zum Arzt: Wenn die Schmerzen sehr stark sind und auch andere Ursachen haben könnten, z.B. Gallenkolik, Blindarmentzündung

Schulmedizin: Entkrampfende Mittel

Heilpflanzen: Fenchel, Anis, Kümmel, Angelika, Kalmus

Hausmittel: Wärmflasche, warmer Umschlag

Schwedenkräuter: Innerlich, warmer Umschlag, Salbe

Es wirken: Angelika, Enzian, Kalmus, Wermut, Zitwerwurzel

"Alte Handschrift": Schwedenkräuter zerteilen im Leib die Winde.

Blaue Flecken - Hämatome

Blaue Flecken entstehen meist durch stumpfe Verletzungen. Wenn man weiß, bei welcher Verletzung ein blauer Fleck entstanden ist, und wenn dieser nicht all zu groß ist, ist der blaue Fleck im allgemeinen harmlos und kann selbst behandelt werden.

Blaue Flecken werden zu Anfang am besten kalt behandelt, damit sich die Verletzten Blutgefäße zusammenziehen.

Wann zum Arzt: Bei mehreren blauen Flecken mit unklarer Ursache

Schulmedizin: Heparin-Salbe

Heilpflanzen: Arnika, Beinwell, Johanniskraut, Kampfer

Hausmittel: Eispackungen

Schwedenkräuter: Kalter Umschlag, Creme

Es wirken: Aloe, Angelika, Eberwurz, Kampfer

"Alte Handschrift": Schwedenkräuter heilen Beulen und Flecken.

Blutarmut - Anämie

Blutarmut (Anämie) kann verschiedene Ursachen haben. Es ist wichtig, dass man bei Blutarmut die Ursache herausfindet. Dazu muss man meistens einen Arzt aufsuchen.

Eine häufige Ursache für Blutarmut sind lange und starke Menstruationsblutungen. Auch Eisenmangel aufgrund von Ernährungsstörungen kann eine Ursache für Blutarmut sein.

Bei Blutarmut wird man blass, was man vor allem an den Lippen erkennen kann. Außerdem besteht ausgeprägte Schwäche, Infektanfälligkeit und Wundheilungsstörungen.

Wann zum Arzt: Um die Ursache herauszufinden.

Schulmedizin: Eisenpräparate

Heilpflanzen: Brennnessel, Ginseng, Tausendgüldenkraut, Enzian

Hausmittel: Rotes Fleisch, Rote Beete essen

Schwedenkräuter: Innerlich, Leberkompresse

Es wirken: Aloe, Angelika, Enzian, Wermut

"Alte Handschrift": Die Tropfen eine Zeitlang morgens nehmen.

Blutschwamm

Ein Blutschwamm ist ein Gefäßgeschwulst auf der Haut, das meistens angeboren ist und in den ersten Lebensjahren noch weiter wächst.

Wann zum Arzt: Bei schnellem Wachstum oder Lage im Gesicht

Schulmedizin: Kryotherapie, Medikamente

Heilpflanzen: Schöllkraut, Eichenrinde, Myrrhe

Schwedenkräuter: Betupfen, Umschlag

Es wirken: Aloe, Angelika, Myrrhe, Tormentill

Borreliose - Lyme-Krankheit

Die Borreliose ist eine neue Erkrankung, die Bakterien verursacht wird, die von Zecken übertragen werden.

Bei der Borreliose kann es zu zahlreichen verschiedenen Krankheitserscheinungen kommen. Besonders ausgeprägt sind Schwäche, Entzündungen, Gelenkprobleme, Schmerzen und neurologische Beschwerden.

Zu Beginn der Erkrankung entzündet sich oft die Biss-Stelle der Zecke mit einer wandernden Rötung.

Wenn man den Körper nach einem Aufenthalt im Freien sofort nach Zecken absucht und diese gleich entfernt, besteht kaum Borreliose-Gefahr, weil die Erreger meist erst nach 24 Stunden von der Zecke auf den Menschen über gehen.

Die Borreliose sollte unbedingt so früh wie möglich mit Antibiotika behandelt werden. Zusätzlich ist meistens noch eine Nachbehandlung nötig, beispielsweise mit Kardentinktur oder Schwedenkräutern.

Wann zum Arzt: Bei entzündlich geröteten Zeckenstichen

Schulmedizin: Antibiotika

Heilpflanzen: Karden-Wurzel

Hausmittel: Lange Hosen, Zecken schnell entfernen

Schwedenkräuter: Innerlich, Umschlag auf den Zeckenbiss

Es wirken: Angelika, Bibergeil, Kampfer, Muskatbohne, Safran, Theriak

Brandwunden

Brandwunden können sehr unterschiedlich schlimm sein. Das reicht von der kleinen, harmlosen aber schmerzhaften Verbrennung ersten Grades bis hin zu großflächigen Verbrennungen dritten Grades, die einen Aufenthalt auf der Intensivstation erfordern.

Schwere oder großflächige Brandwunden sind nicht geeignet für die Selbstbehandlung. Je nach Schweregrad sollte man sofort einen Arzt aufsuchen oder den Notarzt rufen.

Die kleine, harmlose Verbrennung kann man jedoch selbst behandeln.

Wichtig: Sofort nach der Verbrennung sollte man für etwa 10 min lang kaltes Wasser über die Verbrennungsstelle laufen lassen.

Erst nach der kalten Wasserbehandlung können Schwedenkräuter den weiteren Heilungsvorgang fördern.

Wann zum Arzt: Bei größeren und schwerwiegenden Verbrennungen

Schulmedizin: Eventuell schmerzstillendes Gel

Heilpflanzen: Aloe vera Gel, Johanniskraut, Ringelblume

Hausmittel: Kaltes Wasser

Schwedenkräuter: Umschlag, Creme

Es wirken: Aloe, Angelika, Myrrhe, Roter Ton, Tormentill

"Alte Handschrift": Verletzungen fleißig anfeuchten.

Brustspannen

Schmerzhaft gespannte Brüste treten häufig vor der Menstruationsblutung auf. Auch zu Beginn der Wechseljahre kommt es häufig zu Brustspannen.

Wenn Brustspannen häufiger auftritt, kann man es mit Mönchspfeffer-Präparaten oder Progesteron behandeln.

Zur Linderung kann man kühle Schwedenkräuterumschläge auflegen.

Wann zum Arzt: Wenn die Schmerzen stark sind oder länger anhalten

Schulmedizin: Progesteron-Gel

Heilpflanzen: Schafgarbe, Frauenmantel, Kampfer

Hausmittel: Kalter Umschlag, Quarkumschlag, Heilerde

Schwedenkräuter: Umschläge, Creme

Es wirken: Aloe, Kalmus, Kampfer, Myrrhe

Cellulite

Die Oberschenkel vieler Frauen sind von Cellulite betroffen, die im Volksmund auch Orangenhaut genannt wird. Häufig geht Cellulite mit Übergewicht einher. Doch auch sehr schlanke Frauen können Cellulite bekommen.

Regelmäßige Bewegung es kann gegen Cellulite verhelfen. Auch regelmäßiges Eincremen der betroffenen Stelle verringert die Eindellungen des Hautgewebes.

Mit einer Schwedenkräuter-Creme kann man die betroffenen Stellen regelmäßig einreiben. Zur Verstärkung der Wirkung kann man ergänzend etwa einmal in der Woche einen Schwedenkräuter Umschlag anlegen.

Wann zum Arzt: Bei Schmerzen im betroffenen Bereich

Schulmedizin: Gymnastik, Sport

Heilpflanzen: Birke, Efeu, Heidekraut, Minze

Hausmittel: Heilerde-Umschläge, Einreibungen

Schwedenkräuter: Umschläge, Creme

Es wirken: Aloe, Angelika, Kalmus, Kampfer, Myrrhe

Depressionen

Depressionen treten in unterschiedlichen Schweregraden auf. Das können leichte depressive Verstimmungen sein bis hin zu einer massiven Depressionen, die einen Klinikaufenthalt erfordert.

Es ist selbstverständlich, dass man eine schwere Depressionen nicht allein mit Schwedenkräutern behandeln kann.

Leichtere Depressionen kann man in vielen Fällen selbst behandeln.

Wichtig bei der Depressionsbehandlung ist vor allem, dass man sich viel in der frischen Luft bewegt. Johanniskraut ist eine beliebte Heilpflanze, um die Stimmung zu verbessern.

Auch Schwedenkräuter können hier wertvolle Dienste leisten. Sie beleben den Stoffwechsel und das gesamte Befinden. So können sie die dunkle Wolke der Depression ein wenig lichten.

Wenn das nicht hilft, sollte man sich nicht scheuen, professionelle Hilfe in Anspruch zu nehmen.

Wann zum Arzt: Bei schweren Depressionen

Schulmedizin: Psychotherapie, Medikamente

Heilpflanzen: Johanniskraut

Hausmittel: Licht, Bewegung

Schwedenkräuter: Innerlich

Es wirken: Angelika, Muskatbohne, Muskatblüte, Safran, Theriak

"Alte Handschrift": Schwedenkräuter nehmen Melancholie und Depressionen.

Durchblutungsstörungen

Vielerlei Beschwerden können durch Durchblutungsstörungen ausgelöst werden. Das reicht von kalten Händen und kalte Füßen bis hin zu Ameisenlaufen, Kopfschmerzen und Sehstörungen.

Wenn man unter Durchblutungsstörungen leidet, sollte man unbedingt ausreichend trinken (2-3 l täglich). Regelmäßige Bewegung ist wichtig.

Schwedenkräuter kann man innerlich einnehmen, um die Durchblutung von innen her zu verbessern.

Außerdem kann man die schlecht durchbluteten Stellen mit Schwedenkräutern oder mit Schwedenkräuter-Creme einreiben.

Wann zum Arzt: Bei Schmerzen durch Durchblutungsstörungen

Schulmedizin: Evtl. blutverdünnende Mittel

Heilpflanzen: Ginkgo, Kiefer, Rosmarin, Kampfer

Hausmittel: Wasseranwendungen

Schwedenkräuter: Innerlich, Einreibung, Creme

Es wirken: Kampfer, Angelika, Kalmus, Theriak

Eiterungen

Eiterungen werden durch bakterielle Infektionen verursacht. Der Eiter ist ein Abfallprodukt des Entzündungsvorgangs. Eiter kommt bei Hautabschürfungen, Furunkeln und auch bei inneren Infektionen vor.

Schwedenkräuter wirken leicht antibakteriell, daher kann man sie äußerlich gegen Eiterungen anwenden.

Aber selbstverständlich sollte man nur kleine harmlose Eiterungen selbstständig mit Schwedenkräutern behandeln. Bei gefährlichen Eiterungen sollte man unbedingt einen Arzt hinzuziehen.

Wann zum Arzt: Bei starken Eiterungen, Fieber

Schulmedizin: Desinfektion, Antibiotika

Heilpflanzen: Thymian, Teebaum, Arnika, Bockshornklee, Kamille

Hausmittel: Heilerde

Schwedenkräuter: Umschlag

Es wirken: Myrrhe, Aloe, Angelika, Kalmus, Tormentill

Entzündungen

Entzündungen können verschiedenste Ursachen haben, z.B. Krankheitserreger, physikalische oder chemische Reize.

Sie zeichnen sich aus durch Schmerzen, Rötung, Schwellung und Beeinträchtigung der Funktion.

Wann zum Arzt: Bei starken Schmerzen oder Fieber

Schulmedizin: Antibiotika, entzündungshemmende Mittel

Heilpflanzen: Kamille, Ringelblume, Thymian, Myrrhe

Hausmittel: Heilerde, Quarkwickel, Kohlwickel

Schwedenkräuter: Umschlag, Innerlich, Einreibungen

Es wirken: Aloe, Angelika, Eberwurzel, Kampfer, Myrrhe

Epilepsie

Bei Epilepsie kommt es zu Krampfanfällen. Das bedeutet, man wird bewusstlos, fällt zu Boden und bewegt sich krampfartig zuckend. Es gibt auch kleinere Anfälle, bei denen man nur kurzzeitig das Bewusstsein verliert und für andere wie abwesend erscheint.

Es versteht sich heutzutage jedoch von selbst, dass man eine neu auftretende Epilepsie nicht alleine mit Schwedenkräutern behandelt.

Man sollte die Krankheit zunächst von einem Arzt diagnostizieren und medikamentös einstellen lassen. Dann kann man versuchsweise ergänzend auch Schwedenkräuter einsetzen, sofern der Arzt dies erlaubt.

Achtung! Manche Menschen, die unter Epilepsie leiden, reagieren möglicherweise empfindlich auf die intensiven Zutaten der Schwedenkräuter, z.B. Kampfer. Auch der Alkohol in den Schwedenkräutern kann sich nachteilig auswirken. Daher sollten Epilepsie-Patienten die Schwedenkräuter nur unter Aufsicht des Arztes und sehr vorsichtig ausprobieren.

Wann zum Arzt: Wenn epileptische Anfälle auftreten.

Schulmedizin: Medikamente

Heilpflanzen: Johanniskraut, Gänsefingerkraut, Lavendel

Hausmittel: Ruhiges Leben führen

Schwedenkräuter: Vorsichtig innerlich, Umschlag auf Stirn

Es wirken: Angelika, Eberwurzel, Enzian, Theriak

"Alte Handschrift": Achtung, nicht so anwenden! Auf der Stelle davon eingeben. Der Kranke soll dann ausschließlich das Mittel nehmen..

Erfrierungen

Durch zu lange und zu starke Kälteeinwirkung kann es zu Erfrierungen kommen. Vor allem Hände, Füße, Nasen und Ohren sind von Erfrierungen betroffen.

Wann zum Arzt: Bei jeder Erfrierung

Hausmittel: Erwärmung in lauwarmen Wasser

Schwedenkräuter: Umschlag, lauwarmes Schwedenkräuter-Bad, Einreibungen

Es wirken: Angelika, Kampfer, Myrrhe

"Alte Handschrift": So oft wie möglich, vor allem nachts Schwedenkräuter-Umschläge auflegen.

Erkältung

Die häufigsten Beschwerden bei Erkältungen sind Schnupfen, Husten, Halsschmerzen und manchmal auch Fieber.

Wenn man die Erkältung kommen spürt, kann man einen Esslöffel Schwedenkräuter auf ein Glas Wasser nehmen und in kleinen Schlucken trinken. Wenn man Glück hat, verhindert diese Maßnahme, dass die Erkältung ausbricht.

Wenn die Erkältung erst einmal ausgebrochen ist, kann man ihre Dauer meistens nicht wesentlich beeinflussen. Doch die Schwere der Symptome lässt sich mit einer geeigneten Behandlung erheblich lindern.

Schwedenkräuter können zur Behandlung einer Erkältung dreimal täglich innerlich verdünnt eingenommen werden. Bei Kopfschmerzen kann man zudem einen Umschlag auf der Stirn machen und bei Halsschmerzen einen Umschlag um den Hals. Gegen Husten kann man eine Schwedenkräuter-Creme vorne und hinten auf den Brustkorb einreiben. Gegen verstopften Nase kann ein Dampfbad helfen.

Wann zum Arzt: Bei Fieber über 39°C

Schulmedizin: Medikamente zum Lindern der Symptome

Heilpflanzen: Kamille, Pfefferminze, Holunder, Fenchel, Lindenblüten

Hausmittel: Dampfbad, Zwiebelsirup, Brustbalsam

Schwedenkräuter: Innerlich, Umschläge, Salbe

Es wirken: Angelika, Kalmus, Kampfer, Myrrhe, Theriak

Fieber

Bei Fieber erhöht sich die Körpertemperatur. Dies ist im Grunde genommen eine sinnvolle Maßnahme des Körpers, um Krankheitserreger zu zerstören. Fieber ist also in erster Linie eine körpereigene Heilmethode. Allerdings ist Fieber auch ein deutliches Zeichen, dass man krank ist.

Wenn Fieber sehr hoch wird, über 39,5°C, dann wird die Belastung für den Körper so groß, dass Fieber schädlich wird. Solch hohes Fieber sollte möglichst gesenkt werden. Ab 40°C Körpertemperatur sollte unbedingt der Arzt gerufen werden.

Zum Senken des Fiebers haben sich kühle Wadenwickel bewährt. Die Wadenwickel kann man mit verdünnten Schwedenkräutern verstärken.

Erwachsene können verdünnte Schwedenkräuter innerlich einnehmen, um den Heilungsprozess zu fördern.

Wann zum Arzt: Wenn das Fieber über 39,5°C ansteigt

Schulmedizin: Fiebersenkende Mittel

Heilpflanzen: Holunder, Lindenblüten, Mädesüß

Hausmittel: Wadenwickel

Schwedenkräuter: Wadenwickel mit Schwedenkräutern, Innerlich

Es wirken: Kampfer, Angelika, Eberwurzel, Enzian

"Alte Handschrift": Einen Esslöffel voll Schwedenkräuter einnehmen.

Fisteln

Bei Fisteln besteht ein Loch im Gewebe. Dieses Loch geht entweder durch die Haut von außen ins Körperinnere oder es besteht zwischen zwei Organen. Fisteln bedürfen der ärztlichen Behandlung. Im Allgemeinen werden sie chirurgisch behandelt.

Nur einfache und harmlose Fisteln können ergänzend mit Schwedenkräutern behandelt werden.

Wann zum Arzt: Bei jeder Fistel

Schulmedizin: Chirurgische Behandlung, Medikamente

Heilpflanzen: Arnika, Beinwell, Ringelblume, Schafgarbe

Hausmittel: Propolis, Heilerde

Schwedenkräuter: Umschläge

Es wirken: Aloe, Eberwurz, Myrrhe, Tormentill

"Alte Handschrift": Schwedenkräuter heilen alle Fisteln, auch wenn sie unheilbar scheinen.

Furunkel

Furunkel sind wie besonders dicke Pickel. Die Talgdrüse eines Körperhaares ist entzündet und schmerzt. Es kommt zu einer rötlichen Schwellung. Nach einer Weile entsteht Eiter, der manchmal durch die Haut hindurch als gelblicher Fleck zu sehen ist.

Furunkel treten häufig im Bereich des Gesäßes auf. Man hat dann Schmerzen beim Sitzen. Auch andere Stellen, die viel Druck aushalten müssen, sind oft von Furunkeln betroffen.

Bei häufigen und sehr schmerzhaften Furunkeln sollte man unbedingt einen Arzt aufsuchen. Nur kleine Furunkel darf man selbst behandeln.

Wichtig ist es, dass man den Bereich rund um den Furunkel sehr sauber hält, damit sich die Krankheits-Erreger nicht weiter ausbreiten können.

Mit Schwedenkräutern kann man einen Umschlag machen, den man mehrere Stunden oder über Nacht aufliegen lässt. Bei Bedarf kann man den Umschlag wiederholen. Der Schwedenkräuter Umschlag wirkt antibakteriell, entzündungshemmend und hilft dem Furunkel beim Heranreifen.

Entweder schrumpft der Furunkel dann von selber oder er öffnet sich und der Eiter entleert sich. In diesem Fall sollte man die offene Stelle anschließend sehr sorgfältig mit Schwedenkräutern abwaschen und anschließend mit einem Pflaster schützen.

Wann zum Arzt: Bei sehr schmerzhaften oder häufigen Furunkeln

Schulmedizin: Zugsalbe, Antibiotika, chirurgische Öffnung

Heilpflanzen: Bockshornklee, Myrrhe, Arnika, Kamille, Teebaum

Hausmittel: Heilerde, Propolis

Schwedenkräuter: Umschlag

Es wirken: Aloe, Angelika, Kampfer, Myrrhe, Roter Ton, Tormentill

Fußschweiß

Schwitzende Füße sind im allgemeinen keine Krankheit, doch sie können sehr lästig sein. Zum einen sind die Strümpfe feucht, Fußpilz wird begünstigt und bei manchen Menschen riecht der Fußschweiß stark.

Zur Verhinderung von Fußschweiß ist es wichtig, dass die Füße es möglichst luftig haben. Die Strümpfe sollten nicht zu warm sein und aus Baumwolle bestehen. Die Schuhe sollten atmungsaktiv sein und möglichst viel Platz lassen. Im Sommer sind Sandalen zu empfehlen.

Kalte Fußbäder verringern die Schwitz-Neigung der Füße. Diesen Fußbädern kann man zur Verstärkung Schwedenkräuter beifügen. Man kann die Füße auch mit unverdünnten Schwedenkräutern einreiben.

Wann zum Arzt: Wenn die Füße jucken und wund sind

Schulmedizin: Fußpuder, Fußbäder

Heilpflanzen: Eichenrinde, Salbei, Kamille, Myrrhe, Tormentill

Hausmittel: Apfelessig-Fußbäder

Schwedenkräuter: Fußbäder, Einreibung

Es wirken: Aloe, Eberwurzel, Enzian, Kampfer, Myrrhe, Tormentill

Gallenkolik

Bei einer Gallenkolik versucht die Galle einen Gallenstein auszutreiben. Wenn es bei diesem Versuch zu Blockierungen in den Gallenwegen kommt, gibt es in der Gallenblase eine Stauung. Sie schwillt schmerzhaft an und zieht sich krampfartig zusammen.

Dadurch kommt es zu starken Schmerzen im rechten Oberbauch. Gallenkoliken können nach besonders schweren Mahlzeiten auftreten, aus heiterem Himmel oder wenn man eine Fastenkur macht.

Beim ersten Auftreten einer Gallen-Kolik sollte man unbedingt einen Arzt aufsuchen, um die Situation in der Gallenblase abklären zu lassen. Wenn die Schmerzen sehr stark sind, muss der Notarzt gerufen werden.

Bei leichteren Fällen von Gallenkolik helfen Schwedenkräuter. Dazu gibt man einen Esslöffel Schwedenkräuter in warmes Wasser und trinkt diese Mischung in kleinen Schlucken. Zusätzlich legt man einen warmen Schwedenkräuterumschlag auf die Leber. Die Wärmewirkung kann noch mit einer Wärmflasche verstärkt werden. In manchen Fällen kann der Gallenstein durch die Entspannung von selber ausgeschieden werden.

Wann zum Arzt: Bei starken Schmerzen

Schulmedizin: Entkrampfende Mittel, Schmerzmittel, Operation

Heilpflanzen: Gänsefingerkraut, Kümmel

Hausmittel: Wärmflasche, Propolis

Schwedenkräuter: Innerlich, Umschlag

Es wirken: Angelika, Eberwurz, Enzian, Wermut, Zitwerwurzel

"Alte Handschrift": Langsam nacheinander drei Esslöffel voll einnehmen.

Gallenschwäche

Die Gallenblase dient der Aufbewahrung des Gallensaftes. Der Gallensaft wird für die Fettverdauung gebraucht und von der Leber hergestellt.

Wenn die Gallenblase schwach ist, kann sie nicht genügend Gallensaft speichern. Bei fettreichen Mahlzeiten steht dann nicht genügend Gallensaft zur Verdauung zur Verfügung.

Mit Schwedenkräutern kann man die Leber anregen, mehr Gallensaft zu produzieren. Außerdem wird die Gallenblase gestärkt.

Zur Behandlung der Gallenschwäche kann man die Schwedenkräuter innerlich anwenden. Außerdem kann man etwa einmal in der Woche einen Leber-Umschlag mit Schwedenkräutern auflegen.

Wann zum Arzt: Bei erheblichen Verdauungsbeschwerden

Schulmedizin: Medikamente

Heilpflanzen: Mariendistel, Löwenzahn, Eberwurz, Enzian, Wermut

Hausmittel: Propolis

Schwedenkräuter: Innerlich, Leber-Wickel

Es wirken: Eberwurz, Enzian, Wermut, Zitwerwurzel

"Alte Handschrift": Täglich früh und abends einen Esslöffel voll Schwedenkräuter einnehmen. Bei Nacht Umschläge mit den Tropfen gegen Gallenschmerzen.

Gallensteine

Gallensteine (Gallengrieß) entstehen wenn der Gallensaft in der Gallenblase zu konzentriert ist. Durch die hohe Konzentration bilden sich Kristalle, die zu Steinen heranwachsen.

Gallensteine können entstehen, wenn man nicht genug trinkt. Daher ist es wichtig, immer 2-3 l Wasser täglich zu trinken. Außerdem gibt es mehrere Faktoren, die die Entstehung von Gallensteine fördern, beispielsweise familiäre Veranlagung, Übergewicht, mittleres Lebensalter, heller Hauttyp und Östrogen-Dominanz.

Mit Schwedenkräutern kann man Leber und Galle so sehr stärkeren, dass die Bildung von Gallensteinen erschwert oder verhindert wird. Dazu nimmt man die Schwedenkräuter innerlich ein und legt einmal in der Woche einen Leber-Wickel mit Schwedenkräutern an.

Wann zum Arzt: Bei Schmerzen im rechten Oberbauch

Schulmedizin: Medikamente, Operation

Heilpflanzen: Mariendistel, Löwenzahn, Eberwurz, Enzian, Wermut

Hausmittel: Wasser trinken, Propolis

Schwedenkräuter: Innerlich, Leber-Wickel

Es wirken: Eberwurz, Enzian, Wermut, Zitwerwurzel

Geburt

Eine Geburt ist zwar alles andere als eine Krankheit, aber meistens braucht sie medizinische Unterstützung.

Ob man nach heutigem Medizin-Verständnis ab zwei Wochen vor dem Geburtstermin tatsächlich Schwedenkräuter einnehmen sollte, ist mehr als fraglich. Bei Rückenschmerzen während der Geburt kann man jedoch Schwedenkräuter-Creme zu Einreibungen verwenden.

Wann zum Arzt: Zu Beginn der Geburt

Schulmedizin: Je nach Situation

Heilpflanzen: Himbeerblätter, Hirtentäschel

Schwedenkräuter: Einreibungen

Es wirken: Angelika, Enzian, Kalmus, Kampfer, Safran

"Alte Handschrift": In den letzten zwei Wochen der Schwangerschaft morgens und abends einen Esslöffel voll Schwedenkräuter einnehmen. Das soll die Geburt erleichtern. Zum Austreiben der Nachgeburt alle zwei Stunden einen Kaffeelöffel voll einnehmen, bis die Nachgeburt abgeht.

Gedächtnisschwäche

Gedächtnisschwäche kann viele Ursachen haben. Im höheren Alter ist eine gewisse Gedächtnisschwäche normal. Wenn die Gedächtnisstörungen stark werden, kann auch eine Demenz vorliegen.

Wenn die Ursache für Gedächtnisstörungen bekannt ist, sollte in erster Linie diese Ursache behandelt werden.

Schwedenkräuter können eine ergänzende Behandlung gegen Gedächtnisschwäche bieten.

Dazu nimmt man die Schwedenkräuter drei mal täglich verdünnt ein. Außerdem kann man an ihnen riechen. Eine weitere Möglichkeit ist das Befeuchten des oberen Kopfwirbels mit Schwedenkräutern. Außerdem kann man sich den Schläfen damit einreiben.

Wann zum Arzt: Bei ausgeprägter Gedächtnisschwäche

Schulmedizin: Medikamente je nach Ursache, Vitamin B

Heilpflanzen: Ginkgo, Kalmus, Melisse

Hausmittel: Propolis, Blütenpollen

Schwedenkräuter: Innerlich, Kopfwirbel betupfen, riechen

Es wirken: Kalmus, Kampfer, Muskatbohnen, Myrrhe, Safran, Theriak

"Alte Handschrift": Öfter daran riechen, schnupfen, Kopfwirbel befeuchten, feuchten Lappen auf den Kopf legen.

Gelbsucht

Gelbsucht entsteht bei Erkrankungen der Leber und manchmal auch der Gallenblase. Bei Gelbsucht handelt es sich meistens um das Symptom einer schweren Erkrankung, außer bei einer leichten Neugeborenen-Gelbsucht.

Daher sollte man beim Auftreten einer Gelbsucht unbedingt den Arzt aufsuchen. Eine Gelbsucht erkennt man zuerst daran, dass das Weiße der Augen gelblich wird. Später wird auch die ganze Haut gelb.

Schwedenkräuter sollte man bei einer Gelbsucht auf keinen Fall innerlich anwenden, denn der Alkohol könnte der kranken Leber erheblich schaden.

Man kann jedoch einen Leber-Umschlag auflegen.

Wann zum Arzt: Bei Verdacht auf Gelbsucht

Schulmedizin: Medikamente je nach Ursache

Heilpflanzen: Artischocke, Löwenzahn, Mariendistel, Safran, Wermut

Hausmittel: Heilerde-Umschlag

Schwedenkräuter: Leber-Umschlag

Es wirken: Eberwurz, Enzian, Safran, Wermut

"Alte Handschrift": Dreimal täglich einen Esslöffel der Tropfen nehmen und Umschläge auf die Leber machen.

Gelenkentzündungen

Gelenkentzündungen können zahlreiche Ursachen haben. Die bekannteste, aber nicht die häufigste Ursache ist die Polyarthritis, auch Rheuma genannt. Viel häufiger schmerzen die Gelenke jedoch aufgrund von Arthrose oder Gicht

Bei häufiger auftretenden Gelenkschmerzen sollte unbedingt die Ursache ärztlich abgeklärt und behandelt werden.

Mit Schwedenkräutern kann man in akuten Fällen Umschläge anlegen. Um weitere Gelenksentzündungen zu verhindern, kann man die empfindlichen Gelenke regelmäßig mit Schwedenkräuter-Creme einreiben.

Wann zum Arzt: Bei häufigen oder starken Gelenkschmerzen

Schulmedizin: Medikamente, Salben, manchmal Operation

Heilpflanzen: Teufelskralle, Arnika, Wacholder, Kampfer

Hausmittel: Propolis, Heilerde

Schwedenkräuter: Umschläge, Creme

Es wirken: Angelika, Kalmus, Kampfer

"Alte Handschrift": Schwedenkräuter morgens und abends einnehmen und Umschläge auf die schmerzenden Stellen legen.

Geschwollene Füße

Geschwollene Füße treten meistens dann auf, wenn das Herz aus verschiedenen Gründen nicht in der Lage ist, das Blut aus den Füßen vollständig abzupumpen. Das Blut staut sich in den Füßen und Flüssigkeit tritt ins Gewebe aus. Dadurch schwellen die Füße an.
Wenn eine echte Herzschwäche vorliegt, sollte sie unbedingt ärztlich behandelt werden.

Häufig ist das Herz aber nur in bestimmten Situationen überfordert. Dies ist beispielsweise an besonders heißen Tagen der Fall, oder wenn man den ganzen Tag auf den Beinen war. Auch Hormonstörungen, wie sie beispielsweise vor der Periode oder in den Wechseljahren auftreten können, können geschwollene Füße verursachen.

Wenn die Füße geschwollen sind, sollte man sie nach Möglichkeit hoch legen. Hilfreich kann auch ein kaltes Fußbad, ein kalter Fußguss oder Wassertreten sein.

Wenn man dem Fußbad Schwedenkräuter beigibt, wird die Wirkung noch intensiviert.

Man kann geschwollene Füße auch mit Schwedenkräuter-Creme einreiben oder man legt einen kühlen Schwedenkräuter-Umschlag auf.

Unterstützt werden diese äußeren Maßnahmen durch die Einnahme von Schwedenkräutern. Dadurch wird der ganze Körper belebt und die Flüssigkeit kann aus den Füßen abtransportiert werden.

Wann zum Arzt: Bei häufigen oder stark geschwollenen Füßen

Schulmedizin: Entwässernde Medikamente

Heilpflanzen: Weißdorn, Birke, Brennnessel, Goldrute

Hausmittel: Füße hochlegen, kaltes Fußbad

Schwedenkräuter: Fußbad, Creme, Umschlag, innerlich

Es wirken: Angelika, Kalmus, Kampfer, Safran, Theriak

Gesichtsrose - Erysipel

Eine Gesichtsrose kann entweder eine bakterielle Entzündung einer kleinen Wunde oder eine Gürtelrose im Gesicht sein. Beide sind sehr schmerzhaft.

Wann zum Arzt: Beim Auftreten einer Gesichtsrose

Schulmedizin: Antibiotika oder antivirale Medikamente

Heilpflanzen: Kamille, Lavendel, Teebaum, Thymian

Hausmittel: Propolis, Heilerde, Zink, Quark-Kompressen

Schwedenkräuter: Innerlich, Einreibung, Umschlag

Es wirken: Angelika, Eberwurzel, Enzian, Myrrhe, Tormentill

"Alte Handschrift": Schwedenkräuter heilen Rotlauf.

Gicht

Die Gicht ist eine gelenkschädigende Stoffwechselerkrankung. Bei der Gicht kann die Harnsäure nicht vollständig ausgeschieden werden. Zu viel Harnsäure verbleibt dadurch im Blut. Diese Harnsäure lagert sich in den Gelenken ab und kristallisiert dort zum scharfkantigen Steinchen.

Diese Harnsäure-Kristalle können in den Gelenken zu Entzündungen führen. Häufig kommt es dadurch zu einem akuten Gichtanfall, der meistens das Großzehengelenk betrifft.

Beim akuten Gichtanfall schwillt das betroffene Gelenk sehr schmerzhaft an. Jede Berührung tut stark weh und man kann auch nicht mehr gehen.

Ein akuter Gichtanfall sollte unbedingt ärztlich behandelt werden. Zur Linderung wird meistens ein Colchicin-Präparat verabreicht (Gift der Herbstzeitlose).

Mit Schwedenkräutern kann man zur Linderung der Schmerzen einen Umschlag auflegen.

Wenn der Gichtanfall abgeklungen ist, kann man Schwedenkräuter innerlich anwenden, um die Stoffwechselprozesse zu fördern.

Wann zum Arzt: Beim akuten Gichtanfall

Schulmedizin: Medikamente, z.B. Colchicin, Allopurinol

Heilpflanzen: Angelika, Arnika, Birke, Brennnessel, Wacholder

Hausmittel: Weißkohl-Umschläge, Quark-Umschläge

Schwedenkräuter: Umschläge, Creme, Innerlich

Es wirken: Angelika, Kalmus, Kampfer, Kieselerde

Grauer Star

Bei grauem Star wird die Linse des Auges trübe, bis man nicht mehr hindurch sehen kann.

Wann zum Arzt: Bei Verdacht auf grauen Star

Schulmedizin: Operation

Heilpflanzen: Schöllkraut (vorbeugend)

Schwedenkräuter: Benetzen der Lider und Augenwinkel (vorbeugend)

Es wirken: Aloe, Kalmus, Kampfer, Safran

"Alte Handschrift": Augenwinkel befeuchten oder feuchten Lappen auf geschlossene Augen legen.

Grippe

Die Grippe ist im Gegensatz zur fieberhaften Erkältung eine schwere Erkrankung, die meistens mit plötzlichem Beginn und erheblichen Gliederschmerzen einhergeht. Trotz der unterschiedlichen Schwere werden beide Krankheiten im Volksmund als Grippe bezeichnet.

Wenn man bei Grippe Fieber hat, sollte man sich ins Bett legen und reichlich trinken.

Gegen die Symptome helfen Schwedenkräuter oder zahlreiche Heilpflanzen und Hausmittel.

Wann zum Arzt: Bei Fieber über 39,5°C.

Schulmedizin: Medikamente: Neuraminidasehemmer

Heilpflanzen: Lindenblüten , Sonnenhut, Zistrose

Hausmittel: Wadenwickel, Meerrettich, Dampfbad

Schwedenkräuter: Innerlich, Einreibung der Brust, Wadenwickel

Es wirken: Kampfer, Myrrhe, Angelika, Eberwurz

Hämorrhoiden

Hämorrhoiden sind juckende Gefäßpolstervergrößerungen am Darmausgang. Häufig stören sie beim Sitzen.

Da sich die Beschwerden durch Hämorrhoiden verstärkten, wenn man unter Verstopfung leidet, kann man Schwedenkräuter innerlich anwenden, um die Verstopfung zu beheben.

Äußerlich kann man die Hämorrhoiden mit Schwedenkräutern betupfen oder mit Schwedenkräuter-Salbe einreiben.

Wann zum Arzt: Bei starken Beschwerden

Schulmedizin: Ernährungsumstellung, chirurgische Eingriffe

Heilpflanzen: Eichenrinde, Rosskastanie, Tormentill

Hausmittel: Sitzbäder, Propolis

Schwedenkräuter: Innerlich, Betupfen, Sitzbäder, Creme

Es wirken: Aloe, Myrrhe, Tormentill

"Alte Handschrift": Sie öffnen alle Goldadern. Anfangs öfter anfeuchten und durch Einnehmen von innen erweichen, vor allem vor dem Schlafengehen. Äußerlich ein mit Tropfen befeuchtetes Bäuschchen auflegen.

Hühneraugen

Hühneraugen sind verhärtete Druckstellen an den Füßen. Wenn man häufig unter Hühneraugen leidet, ist es sinnvoll, zu überprüfen, ob die Schuhe bequem genug sind.

Mit Schwedenkräutern kann man einen kleinen Umschlag auf die Hühneraugen legen oder als Pflaster fixieren. Diesen Umschlag lässt man über Nacht einwirken. In der nächsten Nacht wiederholt man den Umschlag.

Nach einigen Behandlungen sollten die Hühneraugen aufweichen und sich leicht lösen lassen.

Wann zum Arzt: Bei starken Beschwerden

Schulmedizin: Hornhaut lösende Mittel

Heilpflanzen: Hauswurz, Schöllkraut, Myrrhe

Hausmittel: Propolis

Schwedenkräuter: Umschlag, Pflaster

Es wirken: Myrrhe, Kampfer, Aloe

"Alte Handschrift": Ein mit Schwedenkräutern befeuchtetes Bäuschchen auf die schmerzende Stelle legen und feucht halten.

Halsschmerzen

Halsschmerzen sind eine häufige Begleiterscheinung von Erkältungen. Sie können aber auch allein stehend auftreten und sich auch zu einer fieberhaften Mandelentzündung verschlimmern.

Sobald Fieber zusammen mit Halsschmerzen auftritt, sollte man den Arzt aufsuchen.

Mit verdünntem Schwedenkräutern kann man gurgeln, um die Halsschmerzen zu lindern. Die Wirkstoffe in den Schwedenkräutern bekämpfen die Krankheitserreger und die Entzündung der Halsschmerzen.

Wann zum Arzt: Bei Fieber

Schulmedizin: Antibiotika bei bakterieller Angina

Heilpflanzen: Salbei, Kamille, Myrrhe

Hausmittel: Propolis, Honig

Schwedenkräuter: Gurgeln

Es wirken: Myrrhe, Eberwurz, Tormentill

"Alte Handschrift": Drei Mal täglich einnehmen und langsam hinabfließen lassen.

Hautrisse

Hautrisse sind häufig eine Folge von sehr trockener Haut und starker Belastung der Haut.

Am einfachsten ist die Hautbehandlung durch Schwedenkräuter, wenn man eine Schwedenkräuter-Creme oder Salbe häufig auf die betroffenen Hautstellen aufträgt.

In schweren Fällen, kann man auch einen Schwedenkräuter Umschlag auflegen, natürlich nur wenn man zuvor die Salbe aufgetragen hat.

Wann zum Arzt: Bei stark entzündeten Hautrissen

Schulmedizin: Salbe

Heilpflanzen: Kamille, Ringelblume, Aloe

Hausmittel: Honig, Propolis

Schwedenkräuter: Creme, Umschlag

Es wirken: Aloe, Angelika, Myrrhe, Tormentill

Herzschwäche

Eine Herzschwäche ist häufiger als man denkt. Man erkennt sie oft an Kurzatmigkeit, geschwollenen Füßen und Schwäche.

Wann zum Arzt: Bei Verdacht auf Herzschwäche

Schulmedizin: Herzstärkende Medikamente, z.B. Digitalis

Heilpflanzen: Weißdorn, Maiglöckchen, Angelika, Mistel

Hausmittel: Wasseranwendungen,

Schwedenkräuter: Innerlich, Umschläge auf die Herzgegend

Es wirken: Angelika, Theriak, Zitwerwurzel

Hexenschuss

Ein Hexenschuss sind Rückenschmerzen, die plötzlich auftreten oder ohne dass man weiß, warum auf einmal der Rücken schmerzt.

Bei einem sehr starken Hexenschuss, der mit Lähmungen einhergeht, sollte man unbedingt schnellstens den Arzt aufsuchen.

Einen einfachen Hexenschuss kann man oft auch selbst behandeln.

Wichtig ist es, dass die betroffene Stelle, meist die Lendenwirbelsäule, warm gehalten wird, damit sich die Muskeln entkrampfen.

Ein warmer Schwedenkräuter-Umschlag, eventuell mit einer Wärmflasche verstärkt, kann die gereizten Nerven beruhigen und die Schmerzen lindern.

Wann zum Arzt: Bei Lähmungserscheinungen

Schulmedizin: Schmerzmittel, Salben

Heilpflanzen: Sternanis, Beinwell, Johanniskraut, Chili

Hausmittel: Wärmflasche, Heilerde

Schwedenkräuter: Warmer Umschlag

Es wirken: Angelika, Kampfer, Kalmus

Hundebisse

Hundebisse können sich sehr leicht infizieren, weil der Hundespeichel meistens viele Krankheitserreger enthält.

Wann zum Arzt: Bei jedem stärkeren Hundebiss

Schulmedizin: Antibiotika, Wundversorgung

Heilpflanzen: Kamille, Myrrhe, Ringelblume, Thymian

Hausmittel: Propolis

Schwedenkräuter: Umschlag

Es wirken: Aloe, Angelika, Eberwurz, Kampfer, Myrrhe

"Alte Handschrift": Schwedenkräuter einnehmen und Wunden mit einem feuchten Lappen belegen.

Insektenstiche

Insektenstiche reichen von lästigen aber harmlosen Mückenstichen bis hin zu Bienenstichen.

Man sollte Insektenstiche nicht kratzen, damit sie sich entzünden.

Wann zum Arzt: Bei allergischen Reaktionen

Schulmedizin: Antiallergische Medikamente

Heilpflanzen: Kamille, Lavendel, Myrrhe, Teebaum

Hausmittel: Halbierte Zwiebel auflegen, Propolis

Schwedenkräuter: Betupfen, Pflaster

Es wirken: Aloe, Angelika, Enzian, Kampfer, Myrrhe, Safran

Kalte Füße

Durchblutungsstörungen können kalte Füße verursachen.

Wann zum Arzt: Bei Empfindungsstörungen in den Füßen

Schulmedizin: Medikamente zur Durchblutungsförderung

Heilpflanzen: Angelika, Arnika, Knoblauch

Hausmittel: Fußbäder, Propolis

Schwedenkräuter: Fußbäder, Einreibungen, Innerlich

Es wirken: Angelika, Kalmus, Kampfer, Theriak

Kiefergelenksbeschwerden

Die Kiefergelenke können durch seelische Spannungen verkrampft sein. Bei lang andauernder Verspannung kann es zu Arthrose kommen.

Wann zum Arzt: Bei starken Schmerzen

Schulmedizin: Kieferorthopädische Behandlung

Heilpflanzen: Baldrian, Lavendel, Passionsblume

Hausmittel: Autogenes Training, Massage

Schwedenkräuter: Einreibung, Innerlich

Es wirken: Bibergeil, Angelika, Kampfer

Koliken

Koliken sind krampfartige Schmerzen verschiedener Bauchorgane. Sowohl ungefährliche Blähungen als auch Gallenkoliken oder Nierenkoliken werden so bezeichnet.

Wann zum Arzt: Bei sehr starken Schmerzen

Schulmedizin: Je nach Ursache

Heilpflanzen: Angelika, Anis, Fenchel, Gänsefingerkraut

Hausmittel: Wärmflasche

Schwedenkräuter: Innerlich, Umschläge

Es wirken: Angelika, Enzian, Kampfer, Zitwerwurzel

"Alte Handschrift": Langsam nacheinander drei Esslöffel voll einnehmen.

Kopfschmerzen

Kopfschmerzen können sehr verschiedene Ursachen haben. Sie reichen von Spannungskopfschmerzen bis hin zu hormonell bedingte Migräne.

Wann zum Arzt: Bei häufigen Kopfschmerzen oder bei sehr plötzlichem Beginn

Schulmedizin: Schmerzmittel

Heilpflanzen: Baldrian, Holunder, Kampfer, Lavendel, Minze

Hausmittel: Propolis, Wärmeanwendungen

Schwedenkräuter: Stirnumschlag, Einreibung, innerlich

Es wirken: Angelika, Kalmus, Kampfer

Krämpfe

Krämpfe können aus verschiedenen Gründen auftreten, beispielsweise durch Magnesiummangel, Kalziummangel oder aus psychischen Gründen.

Wann zum Arzt: Bei regelmäßigen Krämpfen

Schulmedizin: Medikamente, je nach Ursache

Heilpflanzen: Angelika, Gänsefingerkraut, Lavendel

Hausmittel: Wärmeanwendungen

Schwedenkräuter: Einreibungen, Bäder, innerlich

Es wirken: Angelika, Kalmus, Kampfer

"Alte Handschrift": Schwedenkräuter vertreiben den Schmerz der stillen Fraisen (Krämpfe) durch Einnehmen.

Krampfadern

Krampfadern entstehen durch Venenschwäche. Solche Venen sind häufig veranlagungsbedingt. Langes Stehen, Bewegungsmangel und Übergewicht können die Entstehung von Krampfadern zusätzlich begünstigen.

Bei Krampfadern kann es zusätzlich zu Venenentzündungen kommen, was die Problematik noch erschwert.

Wann zum Arzt: Bei Schmerzen durch die Krampfadern

Schulmedizin: Operation, Gymnastik, Salben

Heilpflanzen: Rosskastanie, Rotes Weinlaub, Schachtelhalm, Schafgarbe

Hausmittel: Propolis, kalte Beingüsse

Schwedenkräuter: Einreibungen, Umschläge, Bäder, innerlich

Es wirken: Aloe, Angelika, Kampfer, Myrrhe

Kreislaufbeschwerden

Niedriger oder auch hoher Blutdruck können zu Kreislaufbeschwerden führen. Diese sind mit Schwindel und Schwäche verbunden.

Wann zum Arzt: Bei starken Beschwerden

Schulmedizin: Medikamente je nach Ursache

Heilpflanzen: Rosmarin, Mistel, Schafgarbe, Weißdorn

Hausmittel: Wasseranwendungen

Schwedenkräuter: Innerlich

Es wirken: Angelika, Kampfer, Wermut

Krebs

Bösartig wuchernde Tumore werden Krebs genannt. Unfachmännisch behandelt führt Krebs oft zum Tod und selbst bei fachkundiger Behandlung durch Ärzte kann der Tod eintreten. Die Medizin hat bei der Krebsbehandlung durch zunehmende Erfolge aufzuweisen.

Schwedenkräuter können die Krebsbehandlung nur unterstützen, keine eigenständige Behandlung darstellen.

Wann zum Arzt: Bei Verdacht auf Krebs oder unklaren Blutungen

Schulmedizin: Operation, Chemotherapie, Bestrahlung

Heilpflanzen: Mistel, Ringelblume

Hausmittel: Rote Beete

Schwedenkräuter: Innerlich, Umschläge

Es wirken: Aloe, Angelika, Kalmus, Kampfer, Myrrhe, Safran

"Alte Handschrift": Schwedenkräuter heilen auch Krebs.

Lähmungen

Bei Lähmungen kommt es zu Störungen der Beweglichkeit, meist aufgrund von Erkrankungen der Nerven.

Im Allgemeinen sind Lähmungen eher schwere Erkrankungen, die fachmännisch behandelt werden müssen.

Wann zum Arzt: Beim Auftreten von Lähmungen

Schulmedizin: Je nach Ursache

Heilpflanzen: Angelika, Arnika, Fichte, Rosmarin

Schwedenkräuter: Einreibungen, Umschläge, innerlich

Es wirken: Angelika, Kalmus, Kampfer, Safran

"Alte Handschrift": Schwedenkräuter heilen Lähmungen.

Leberschwäche

Die Leber ist ein wichtiges Stoffwechselorgan im rechten Oberbauch. Wenn sie nicht gut genug arbeitet, kann es zu allgemeiner Schwäche und zu Stoffwechselstörungen kommen.

Wann zum Arzt: Bei Gelbsucht oder Schmerzen im rechten Oberbauch

Schulmedizin: Je nach Ursache

Heilpflanzen: Eberwurzel, Enzian, Mariendistel, Wegwarte,

Hausmittel: Leberwickel

Schwedenkräuter: Leberwickel, evtl. innerlich

Es wirken: Eberwurzel, Enzian, Wermut, Zitwerwurzel

"Alte Handschrift": Schwedenkräuter kühlen die Leber.

Lungenschwäche

Die Lunge ist das unentbehrliche Organ, das uns die Atmung ermöglicht. Bei Lungenschwäche kommt es zu Kurzatmigkeit und häufigem Husten.

Wann zum Arzt: Bei starken Atembeschwerden

Schulmedizin: Je nach Ursache

Heilpflanzen: Fichte, Kamille, Kiefer, Minze, Thymian

Hausmittel: Senfwickel, Kohlwickel

Schwedenkräuter: Innerlich, Einreibungen

Es wirken: Angelika, Kalmus, Kampfer, Myrrhe

"Alte Handschrift": Sechs Wochen lang täglich früh nüchtern von den Schwedenkräutern nehmen.

Magenkrämpfe

Bei Magenkrämpfen verkrampft sich der Magen und schmerzt.
Häufig ist Stress der Hauptgrund für Magenkrämpfe, manchmal auch
schwer verdauliche Speisen.

Wann zum Arzt: Bei wiederholten, starken Schmerzen

Schulmedizin: Entkrampfende Mittel

Heilpflanzen: Angelika, Kamille, Gänsefingerkraut, Minze,

Hausmittel: Wärmflasche

Schwedenkräuter: Innerlich, Umschlag, Einreibung

Es wirken: Angelika, Enzian, Kalmus, Wermut, Zitwerwurzel

"Alte Handschrift": Bei einem Anfall einen Esslöffel voll einnehmen.

Magenbeschwerden

Magenbeschwerden können ganz verschiedene Ursachen und Ausprä-
gungen haben.

Schwedenkräuter können den Magen stärken, sodass ihm die Ver-
dauungsarbeit leichter fällt.

Wann zum Arzt: Bei länger andauernden Magenbeschwerden

Schulmedizin: Medikamente

Heilpflanzen: Angelika, Enzian, Kamille, Minze, Zitwerwurzel

Hausmittel: Wärmflasche, Heilerde

Schwedenkräuter: Innerlich, Umschläge

Es wirken: Angelika, Eberwurzel, Enzian, Theriak, Zitwerwurzel

"Alte Handschrift": Schwedenkräuter vertreiben alle Magenleiden. Sie
sind ein vortreffliches Mittel, wenn der Magen schlecht verdaut und die
Speisen nicht behält.

Mandelentzündung - Angina

Mandelentzündungen werden häufig durch Bakterien verursacht und
können schwere, fieberhafte Erkrankungen sein.

Wegen der Gefahr des Übergreifens auf das Herz, darf man Mandelentzündungen nicht auf die leichte Schulter nehmen.

Wann zum Arzt: Bei Fieber mit Halsschmerzen

Schulmedizin: Antibiotika

Heilpflanzen: Salbei, Kamille, Huflattich, Myrrhe, Tormentill

Hausmittel: Propolis

Schwedenkräuter: Gurgeln, Umschlag

Es wirken: Angelika, Kalmus, Myrrhe, Tormentill

Menstruationskrämpfe

Viele Frauen leiden während ihrer Periodenblutung unter schmerzhaften Krämpfen. Durch solche Krämpfe kann die sonst nur lästige Blutung zu einem ausgeprägten Krankheitsgefühl führen.

Wann zum Arzt: Bei starken Schmerzen

Schulmedizin: Krampflösende Medikamente

Heilpflanzen: Kamille, Gänsefingerkraut, Melisse, Lavendel

Hausmittel: Wärmflasche

Schwedenkräuter: Umschlag, innerlich

Es wirken: Angelika, Bibergeil, Kampfer, Muskatblüte, Safran

"Alte Handschrift": Gegen Mutterschmerzen nehme man drei Tage lang früh einen Esslöffel voll Schwedenkräuter in rotem Wein. Eine halbe Stunde danach sollte man einen Spaziergang machen. Erst dann frühstücken und zwar ohne Milch.

Migräne

Migräne ist eine besondere Kopfschmerzart, die meistens einseitig auftritt und mehrere Tage andauern kann. Das Leben vieler Betroffener ist durch die Migräne nachhaltig beeinträchtigt.

Wann zum Arzt: Bei häufigen Migräne-Anfällen

Schulmedizin: Schmerztherapie

Heilpflanzen: Angelika, Baldrian, Lavendel, Mutterkraut, Pestwurz

Hausmittel: Stirn- oder Nackenumschläge

Schwedenkräuter: Umschläge, innerlich

Es wirken: Angelika, Kampfer, Myrrhe

Milchstau

Ein Milchstau kann bei stillenden Müttern auftreten, wenn die Brust nicht ausreichend leer getrunken wurde.

Wenn ein Milchstau nicht zügig behoben wird, besteht die Gefahr einer Brustentzündung.

Wann zum Arzt: Bei starken Schmerzen in der Brust

Schulmedizin: Abpumpen, evtl. Antibiotika

Heilpflanzen: Honigklee, Kampfer, Melisse, Traubensilberkerze

Hausmittel: Quarkwickel

Schwedenkräuter: Umschlag

Es wirken: Angelika, Kampfer

"Alte Handschrift": Auflegen von feuchten Lappen (mit Schweden-kräutern befeuchtet) auf die Brust.

Mittelohrentzündung

Eine Mittelohrentzündung ist eine meist bakteriell bedingte Entzündung im Mittelohr.

Sie tritt häufig bei kleinen Kindern auf und kann leicht chronisch werden.

Wann zum Arzt: Bei Ohrenschmerzen mit Fieber

Schulmedizin: Antibiotika

Heilpflanzen: Lavendel, Schafgarbe, Veilchen, Ysop

Hausmittel: Zwiebelsäckchen

Schwedenkräuter: Umschlag

Es wirken: Angelika, Kalmus, Kampfer, Myrrhe

Mundentzündungen - Zahnfleischentzündung

Die Mundschleimhaut kann sich durch Bakterien, Viren oder physikalische Reize entzünden. Dies ist mit Schmerzen und Rötungen im Mund verbunden.

Wann zum Arzt: Bei starken Schmerzen und Problemen beim Essen.

Schulmedizin: Spülungen, Pinselungen

Heilpflanzen: Kamille, Myrrhe, Eichenrinde, Salbei, Tormentill

Hausmittel: Propolis

Schwedenkräuter: Mundspülung

Es wirken: Angelika, Kalmus, Myrrhe, Tormentill

Muskelzerrungen

Durch Sport oder Unfälle kann es zu Muskelzerrungen kommen. Muskelzerrungen heilen meistens von selbst wieder aus. Man sollte das betroffene Körperteil jedoch schonen.

Wann zum Arzt: Bei starken Schmerzen und Bewegungsstörungen

Schulmedizin: Kühlung, Salben

Heilpflanzen: Angelika, Arnika, Johanniskraut, Kampfer

Hausmittel: Umschläge

Schwedenkräuter: Umschläge, Einreibungen

Es wirken: Angelika, Kampfer

Nagelbettentzündung

Eine Nagelbettentzündung kann durch eine winzige Verletzung neben dem Finger- oder Fußnagel verursacht werden. Die Umgebung des betroffenen Nagels schwillt dann deutlich an und schmerzt erheblich.

Wann zum Arzt: Bei starken Schmerzen

Schulmedizin: Evtl. chirurgisch, lokale Antibiotika

Heilpflanzen: Kamille, Myrrhe, Teebaum, Thymian

Hausmittel: Propolis

Schwedenkräuter: Bäder, Umschläge

Es wirken: Eberwurzel, Enzian, Myrrhe, Tormentill

Narben

Narben entstehen bei der Heilung von größeren Wunden. die Haut wird an der betroffenen Stelle nicht mehr glatt wie zuvor, sondern bildet einen mehr oder weniger großen Wulst.

Die meisten Narben schrumpfen innerhalb des ersten Jahres erheblich. Danach bleiben sie meistens dauerhaft bestehen außer bei speziellen Behandlungen.

Wann zum Arzt: Bei Verwachsungen durch Narbenbildung

Schulmedizin: Evtl. operativ

Heilpflanzen: Beinwell, Johanniskraut, Kamille, Ringelblume

Hausmittel: Öl-Einreibungen

Schwedenkräuter: Einreibungen

Es wirken: Aloe, Angelika, Kampfer, Myrrhe

"Alte Handschrift": Narben sollen 40 Mal mit Schwedenkräutern angefeuchtet werden.

Nebenhöhlenentzündung

Nebenhöhlenentzündungen/Stirnhöhlenentzündungen sind häufig eine Folge von Schnupfen. Sie können leicht chronisch werden oder immer wieder auftreten.

Wann zum Arzt: Bei Fieber

Schulmedizin: Antibiotika

Heilpflanzen: Kamille, Kampfer, Myrrhe, Thymian

Hausmittel: Meerrettich

Schwedenkräuter: Innerlich, Umschlag

Es wirken: Angelika, Kampfer, Myrrhe

Nervosität

Bei Nervosität fehlen Ruhe und Entspannung, stattdessen wird das Leben durch innere Unruhe geprägt. Ständige Nervosität kann gesundheitliche Folgen haben, beispielsweise Schlafstörungen oder Verdauungsbeschwerden.

Wann zum Arzt: Wenn das Leben deutlich beeinträchtigt ist

Schulmedizin: Psychotherapie, Beruhigungsmittel

Heilpflanzen: Baldrian, Hopfen, Lavendel, Melisse, Passionsblume

Hausmittel: Bewegung an frischer Luft

Schwedenkräuter: Innerlich, Leberkompresse

Es wirken: Bibergeil, Muskatblüte, Theriak

Neurodermitis

Neurodermitis ist eine Hautkrankheit, die durch stark juckende Ekzeme gekennzeichnet ist. Vor allem Kleinkinder erkranken häufig an Neurodermitis, manchmal aber auch Erwachsene.

Da die Haut von Neurodermitis-Patienten sehr trocken ist, sollte unbedingt auf nährende Hautpflege geachtet werden.

Ernährungsumstellung hilft etwa bei einem Drittel der Betroffenen.

Wann zum Arzt: Bei Verdacht auf Neurodermitis

Schulmedizin: Kortisonhaltige Cremes

Heilpflanzen: Aloe vera, Ehrenpreis, Heidekraut, Kamille, Myrrhe

Hausmittel: Olivenöl-Einreibungen, Urea-Cremes

Schwedenkräuter: Creme, Salbe, innerlich (Erwachsene)

Es wirken: Aloe, Bibergeil, Enzian, Manna, Myrrhe

Nierenerkrankungen

Die Niere reinigt das Blut und produziert den Harn. Wenn die Niere schwach oder krank ist, funktioniert die Entgiftung und Entwässerung nicht mehr richtig, was zu Müdigkeit, Schwäche, Ödemen, Juckreiz und zahlreichen anderen Gesundheitsstörungen führen kann.

Damit die Niere gut arbeiten kann, muss man ausreichend trinken (2-3 Liter/Tag). Nur bei echter Niereninsuffizienz ist die Trinkmenge eingeschränkt.

Wann zum Arzt: Bei Verdacht auf Nierenerkrankungen

Schulmedizin: Je nach Ursache

Heilpflanzen: Birke, Bärentraube, Goldrute, Wacholder

Hausmittel: Viel trinken, Kombucha

Schwedenkräuter: Innerlich, Nieren-Umschlag

Es wirken: Eberwurzel, Manna,

"Alte Handschrift": Schwedenkräuter heilen die Nieren.

Ödeme - Wassereinlagerungen

Ödeme sind Wassereinlagerungen im Gewebe. Sie treten vor allem an Füßen, Händen, im Gesicht und am Bauch auf.

Sie können unterschiedliche Ursachen haben, beispielsweise Herzschwäche, langes Stehen, Nierenschwäche oder Hormonschwankungen.

Wann zum Arzt: Bei unerklärlichen Ödemen

Schulmedizin: Medikamente je nach Ursache

Heilpflanzen: Birke, Brennnessel, Goldrute, Holunder

Hausmittel: Kombucha

Schwedenkräuter: Innerlich, Umschlag

Es wirken: Eberwurzel, Manna, Theriak

"Alte Handschrift": Sechs Wochen lang früh und abends einen Esslöffel voll in Weißwein einnehmen.

Ohrensausen - Tinnitus

Bei Ohrensausen hört man häufig oder ständig Geräusche, die nicht vorhanden sind, z.B. Rauschen, Pfeifen oder Piepsen.

Die Ursache für Ohrensausen liegt manchmal im Ohr begründet, z.B. Ohrenschmalz oder Entzündungen und manchmal auch in einer gestressten Psyche.

Wann zum Arzt: Bei starker Beeinträchtigung des Lebens

Schulmedizin: Medikamente

Heilpflanzen: Baldrian, Hopfen, Lavendel, Melisse, Passionsblume

Hausmittel: Autogenes Training, Zwiebelsäckchen

Schwedenkräuter: Umschlag, getränkter Wattebausch, innerlich

Es wirken: Angelika, Bibergeil, Enzian, Theriak

"Alte Handschrift": Einen Wattebausch mit Schwedenkräutern tränken und in das Ohr stecken.

Ohrenschmerzen

Ohrenschmerzen hängen meistens mit Entzündungen im Gehörgang oder Mittelohr zusammen. Die Schmerzen können sehr stark sein und vor allem Kinder stark belasten.

Wann zum Arzt: Bei Fieber oder starken Schmerzen

Schulmedizin: Medikamente je nach Ursache, Ohrentropfen

Heilpflanzen: Angelika, Kampfer, Lavendel, Schafgarbe, Veilchen

Hausmittel: Zwiebelsäckchen

Schwedenkräuter: Umschlag, Wattebausch

Es wirken: Aloe, Angelika, Eberwurzel, Kampfer, Myrrhe

"Alte Handschrift": Einen Wattebausch mit Schwedenkräutern tränken und in das Ohr stecken.

Pest

Pest ist eine häufig tödlich verlaufende Infektionskrankheit, die in früheren Jahrhunderten ganze Länder entvölkerte.

Wegen der Schwere der Erkrankung hat man damals mit allen Mitteln versucht, die Pest zu bekämpfen. Heutzutage kann man die Pest mit Antibiotika erfolgreich behandeln, weil Bakterien die Ursache sind.

Von Schwedenkräutern kann man keine zuverlässige Heilung der Pest erwarten.

Wann zum Arzt: Bei Verdacht auf Pest

Schulmedizin: Antibiotika

"Alte Handschrift": Schwedenkräuter mehrmals am Tag einnehmen.

Rauschzustände

Durch Alkohol oder andere rauscherzeugende Substanzen kann es zu Rauschzuständen kommen.

Schwedenkräuter stehen im Ruf, Rauschzustände sofort zu beenden. Darauf sollte man sich jedoch keinesfalls verlassen, denn wenn es überhaupt funktioniert, so lässt der Rausch nur subjektiv nach. Die Fahrtüchtigkeit wird jedoch nicht wieder hergestellt.

"Alte Handschrift": Zwei Esslöffel Schwedenkräuter sollen Betrunkene auf der Stelle nüchtern machen.

Rheuma - Arthritis

Rheuma ist eine große Gruppe von Krankheiten, die durch das körpereigene Immunsystem ausgelöst werden.

Die häufigste Rheumaform ist die Polyarthritis, bei der sich die Gelenke chronisch entzünden.

Wann zum Arzt: Bei Verdacht auf Rheuma

Schulmedizin: Entzündungshemmende Medikamente, Schmerzmittel

Heilpflanzen: Angelika, Arnika, Hauhechel, Kampfer

Hausmittel: Umschläge, Schlagen mit Brennnesseln

Schwedenkräuter: Umschläge, Einreibungen, innerlich

Es wirken: Angelika, Enzian, Kampfer, Lärchenschwamm, Muskatbohne

"Alte Handschrift": Schwedenkräuter morgens und abends einnehmen und Umschläge auf die schmerzenden Stellen legen.

Rückenschmerzen

Zahlreiche Menschen leiden manchmal oder ständig unter Rückenschmerzen. Rückenschmerzen werden häufig durch Haltungsfehler, mangelnde Rücken-Muskulatur und Überlastungen ausgelöst.

Wann zum Arzt: Bei starken Schmerzen

Schulmedizin: Schmerzmittel, Gymnastik

Heilpflanzen: Arnika, Johanniskraut, Kampfer, Sternanis

Hausmittel: Wärmflasche

Schwedenkräuter: Umschläge, Einreibungen

Es wirken: Angelika, Bibergeil, Kampfer, Muskatbohne

Schlaflosigkeit

Schlafstörungen hängen häufig mit zu viel Stress am Tag zusammen. aber auch hormonelle Schwankungen oder einige Erkrankungen können Schlaflosigkeit bewirken.

Bei fehlendem Schlaf ist man tagsüber oft müde und leistungsschwach.

Wann zum Arzt: Wenn das Leben beeinträchtigt ist.

Schulmedizin: Je nach Ursache, Schlafmittel

Heilpflanzen: Angelika, Baldrian, Hopfen, Passionsblume

Hausmittel: Heiße Milch mit Honig, Fußbäder

Schwedenkräuter: Innerlich, Umschlag in der Herzgegend

Es wirken: Angelika, Bibergeil, Muskatblüte, Theriak

"Alte Handschrift": Vor dem Schlafengehen Schwedenkräuter einnehmen. Einen mit verdünnten Schwedenkräutern befeuchteten Lappen auf das Herz legen.

Schlecht heilende Wunden

Manche Wunden wollen und wollen einfach nicht heilen. Das hängt meistens mit einem schlechten Allgemeinzustand zusammen oder mit schlechter Durchblutung der betroffenen Stelle.

Typische schlecht heilende Wunden sind das offene Bein (Ulcus cruris) oder Wundliegen (Dekubitus).

Daher muss nicht nur die Wunde behandelt werden, sondern auch die gesamte Gesundheit und die Durchblutung.

Wann zum Arzt: Wenn Wunden nicht ordnungsgemäß heilen

Schulmedizin: Antibiotika, Salben, Wundversorgung

Heilpflanzen: Aloe, Arnika, Beinwell, Kamille, Myrrhe, Ringelblume

Hausmittel: Propolis, Honig, Heilerde

Schwedenkräuter: Umschlag

Es wirken: Aloe, Enzian, Kalmus, Kampfer, Myrrhe, Tormentill

"Alte Handschrift": Wenn eine Wunde alt ist, eitrig oder mit wildem Fleisch, wäscht man sie mit Weißwein und macht dann einen Schwedenkräuter-Umschlag.

Schleimbeutelentzündung

Bei einer Schleimbeutelentzündung entzündet sich ein polsternder Teil eines Gelenkes, der Schleimbeutel genannt wird.

Schleimbeutelentzündungen können akut durch Verletzungen oder chronisch durch Überlastung auftreten.

Wann zum Arzt: Bei Schmerzen oder Bewegungs-Einschränkungen

Schulmedizin: Medikamente, Salben, manchmal Operation

Heilpflanzen: Teufelskralle, Arnika, Wacholder, Kampfer

Hausmittel: Propolis, Heilerde

Schwedenkräuter: Umschläge, Creme

Es wirken: Angelika, Kalmus, Kampfer

"Alte Handschrift": Schwedenkräuter morgens und abends einnehmen und Umschläge auf die schmerzenden Stellen legen.

Schmerzen

Schmerzen sind ein häufiges Signal des Körpers, dass etwas nicht in Ordnung ist. Die Ursachen für Schmerz sind mannigfaltig.

Da Schmerz ein Warnsignal ist, sollte er nicht einfach nur blockiert werden, sondern man sollte auch nach der Ursache suchen und diese behandeln.

Wann zum Arzt: Bei starken oder häufigen Schmerzen

Schulmedizin: Je nach Ursache, Schmerzmittel

Heilpflanzen: Arnika, Johanniskraut, Kampfer, Safran, Weide

Hausmittel: Umschläge, Wärmflasche

Schwedenkräuter: Umschläge, riechen, innerlich

Es wirken: Angelika, Bibergeil, Kampfer, Safran

"Alte Handschrift": Öfter daran riechen, schnupfen, Kopfwirbel befeuchten, feuchten Lappen auf den Kopf legen.

Schnittwunden

Wenn man sich mit einem scharfen Gegenstand schneidet, entsteht eine Schnittwunde.

Je nach Tiefe und betroffenen Blutgefäßen kann eine Schnittwunde relativ harmlos und schnell heilend oder auch sehr gefährlich sein.

Wann zum Arzt: Bei starkem Blutverlust oder großem Schnitt

Schulmedizin: Chirurgische Behandlung

Heilpflanzen: Arnika, Johanniskraut, Ringelblume

Hausmittel: Alaun, Propolis

Schwedenkräuter: Umschlag, Pflaster

Es wirken: Aloe, Kalmus, Kampfer, Myrrhe, Tormentill

Schwerhörigkeit

Im Alter ist Schwerhörigkeit relativ normal. In jüngeren Jahren steckt jedoch häufig eine Krankheit dahinter, oft auch mit einer heilbaren Ursache, z.b. Ohrenschmalzpfropf.

Wann zum Arzt: Bei Verdacht auf Schwerhörigkeit

Schulmedizin: Je nach Ursache, Hörgerät

Heilpflanzen: Fichte, Kamille, Salbei

Hausmittel: Meerrettich, Propolis, Zwiebelsäckchen

Schwedenkräuter: Umschlag, Wattebausch

Es wirken: Aloe, Angelika, Eberwurzel, Kampfer, Myrrhe

"Alte Handschrift": Einen Wattebausch mit Schwedenkräutern tränken und in das Ohr stecken.

Schwindel

Schwindel ist eine sehr häufige Gesundheitsstörung, die verschiedene Ursachen haben kann. Häufige Ursachen sind Hormonschwankungen oder niedriger Blutdruck.

Da Schwindel das Gleichgewicht und die Verkehrstüchtigkeit beeinträchtigen kann, sollte man ihn sorgfältig behandeln.

Wann zum Arzt: Bei häufigem Schwindel

Schulmedizin: Je nach Ursache

Heilpflanzen: Ginkgo, Knoblauch, Rosmarin,

Hausmittel: Ruhig atmen, festhalten, Kopf langsam drehen

Schwedenkräuter: Umschlag, riechen, innerlich

Es wirken: Angelika, Kampfer, Myrrhe, Safran, Theriak

"Alte Handschrift": Öfter daran riechen, schnupfen, Kopfwirbel be-feuchten, feuchten Lappen auf den Kopf legen.

Thrombose

Bei einer Thrombose kommt es zu einem Blutgerinnsel in einem Blut-gefäß, meistens in den Venen der Beine. Die betroffenen Venen können sich entzünden.

In manchen Fällen löst sich das Blutgerinnsel und wandert in die Lunge, wo es zu der gefürchteten Lungenembolie kommt. Daher sollte man Thrombosen sorgsam behandeln und im Auge behalten.

Wann zum Arzt: Bei Verdacht auf Thrombose, schmerzhafte Schwellungen

Schulmedizin: Medikamente, z.B. Heparin, Kompressionsverbände

Heilpflanzen: Arnika, Honigklee, Rosskastanie, Wacholder

Hausmittel: Propolis, Heilerde-Umschlag, Quark-Umschlag

Schwedenkräuter: Einreibungen, Umschläge, Bäder, innerlich

Es wirken: Aloe, Angelika, Kampfer, Myrrhe

Übelkeit

Übelkeit kann durch Mageninfektionen, Reisen, Schwangerschaft oder andere Ursachen ausgelöst werden.

Bei starker Übelkeit kann es zum Erbrechen kommen.

Wann zum Arzt: Bei unerklärlicher oder häufiger Übelkeit

Schulmedizin: Medikamente

Heilpflanzen: Enzian, Ingwer, Kalmus, Minze, Nelkenwurz

Hausmittel: Akupressur: unter dem Handgelenk massieren

Schwedenkräuter: Innerlich, Umschlag auf Oberbauch

Es wirken: Angelika, Eberwurzel, Kalmus, Wermut, Zitwerwurzel

"Alte Handschrift": Schwedenkräuter vertreiben Übelkeit.

Übergewicht

Heutzutage ist Übergewicht für viele Menschen ein großes Problem.

Obwohl die Schwedenkräuter den verlorenen Appetit anregen können, können sie dennoch gegen Übergewicht helfen.

Der Bittergeschmack lindert Heißhunger auf Süßigkeiten und fördert den Appetit auf gesundes Essen. Die Schwedenkräuter regen zudem Stoffwechsel und Verdauung an.

Am besten nimmt man die Schwedenkräuter kurmäßig ein:

- Vor jeder Mahlzeit ein Glas kaltes Wasser mit einem Teelöffel Schwedenkräuter.
- Dann noch ein Glas Wasser.
- Erst dann die Mahlzeit essen.
- Auf ausgewogene Ernährung und reichlich Bewegung achten.

Diese Kur kann man sechs Wochen lang durchführen, dann macht man mindestens drei Wochen Pause mit den Schwedenkräutern, bevor man sie wieder einnimmt. Mit ausgewogener Ernährung und Bewegung sollte man jedoch nicht pausieren.

Wann zum Arzt: Bei Beschwerden durch starkes Übergewicht

Schulmedizin: Diät, Sport, evtl. Operationen

Heilpflanzen: Birke, Blasentang, Eberwurzel, Hauhechel, Zimt

Hausmittel: Kombucha, Wasser vor den Mahlzeiten

Schwedenkräuter: Innerlich

Es wirken: Aloe, Angelika, Eberwurzel, Kalmus, Rhabarberwurzel, Safran, Sennesblätter, Theriak, Zitwerwurzel

Unterleibsschmerzen

Unterleibsschmerzen können viele Ursachen haben, meistens hängen sie jedoch mit den weiblichen Fortpflanzungsorganen zusammen, am häufigsten als Periodenkrämpfe. Auch Blasenentzündungen kommen häufig vor.

Wann zum Arzt: Bei starken Unterleibsschmerzen

Schulmedizin: Je nach Ursache

Heilpflanzen: Kamille, Gänsefingerkraut, Melisse, Lavendel

Hausmittel: Wärmflasche

Schwedenkräuter: Umschlag, innerlich

Es wirken: Angelika, Bibergeil, Kampfer, Muskatblüte, Safran

"Alte Handschrift": Gegen Mutterschmerzen nehme man drei Tage lang früh einen Esslöffel voll Schwedenkräuter in rotem Wein. Eine halbe Stunde danach sollte man einen Spaziergang machen. Erst dann frühstücken und zwar ohne Milch.

Verdauungsstörungen

Die Verdauung kann die verschiedensten Störungen aufweisen. Meistens meint man mit Verdauungsstörungen jedoch, wenn die Verdauung der Nahrung einfach nicht optimal funktioniert und es zu Völlegefühl, Drücken, Blähungen, leichten Schmerzen und eventuell Verstopfung kommt.

Gegen diese häufig auftretende Verdauungsschwäche können Schwedenkräuter sehr gut helfen, denn dafür sind sie optimal zusammengestellt.

Wann zum Arzt: Bei starken Verdauungsbeschwerden

Schulmedizin: Je nach Ursache

Heilpflanzen: Angelika, Fenchel, Enzian, Kalmus, Rhabarber

Hausmittel: Heilerde, Wärmflasche

Schwedenkräuter: Innerlich, Umschlag

Es wirken: Aloe, Angelika, Eberwurzel, Enzian, Kalmus, Rhabarberwurzel, Sennesblätter, Wermut, Zitwerwurzel

"Alte Handschrift": Schwedenkräuter regen die Verdauung an.

Verletzungen

Verletzungen sind ein sehr allgemeiner Begriff für die Folgen von Unfällen aller Art. Bei Verletzungen kann es zu offenen Wunden aber auch zu Prellungen, Quetschungen, Muskelzerrungen, Bänderrissen und anderen Problemen des Bewegungsapparates, der Haut oder innerer Organe kommen.

Die Behandlung hängt stark von der Schwere und Art der Verletzung ab.

Wann zum Arzt: Bei starkem Blutverlust, Schmerzen, Bewegungsproblemen

Schulmedizin: Je nach Ursache

Heilpflanzen: Arnika, Johanniskraut, Ringelblume

Hausmittel: Alaun, Propolis

Schwedenkräuter: Umschlag, Pflaster

Es wirken: Aloe, Kalmus, Kampfer, Myrrhe, Tormentill

Verspannungen

Durch Büroarbeit, langes Sitzen oder Fehlbelastungen kommt es häufig zu Verspannungen. Besonders häufig treten Verspannungen im Schulter-Nackenbereich auf. Auch der Rücken und andere Körperteile können von Verspannungen betroffen sein.

Wann zum Arzt: Bei starken Beschwerden

Schulmedizin: Gymnastik, Massage, Schmerzmittel, Salben

Heilpflanzen: Arnika, Johanniskraut, Kampfer, Sternanis

Hausmittel: Wärmflasche

Schwedenkräuter: Umschläge, Einreibungen

Es wirken: Angelika, Bibergeil, Kampfer, Muskatbohne

Verstopfung

Sehr viele Menschen leiden heutzutage unter Verstopfung. Diese wird durch Bewegungsmangel und zu wenig trinken begünstigt.

Die Schwedenkräuter sind wie geschaffen, um der Verdauung so zu fördern, dass die Verstopfung verschwindet.

Wann zum Arzt: Bei starker Verstopfung

Schulmedizin: Abführmittel, ballaststoffreiche Ernährung

Heilpflanzen: Angelika, Fenchel, Enzian, Kalmus, Rhabarber

Hausmittel: Flohsamen, Leinsamen, viel trinken

Schwedenkräuter: Innerlich, Umschlag

Es wirken: Aloe, Angelika, Eberwurzel, Enzian, Kalmus, Rhabarber-wurzel, Sennesblätter, Wermut, Zitwerwurzel

"Alte Handschrift": Schwedenkräuter helfen bei Stuhlverstopfung.

Warzen

Warzen sind Hautgewächse, die durch Viren verursacht werden. Eine geschwächte Haut begünstigt das Wachstum von Viren.

Wann zum Arzt: Wenn Warzen stören

Schulmedizin: Vereisen, Lasern, chirurgische Entfernung

Heilpflanzen: Myrrhe, Schöllkraut, Teebaum, Thuja

Hausmittel: Knoblauch, Propolis, Besprechen

Schwedenkräuter: Betupfen, Pflaster

Es wirken: Aloe, Kampfer, Myrrhe, Safran

"Alte Handschrift": Schwedenkräuter heilen Warzen.

Weißfluss

Weißfluss ist ein weißlicher Ausfluss aus der Vagina. Meistens ist Weißfluss harmlos, es sei denn Schmerzen, Juckreiz oder ausgeprägter Fischgeruch kommen hinzu.

Wann zum Arzt: Bei Schmerzen, Juckreiz oder Fischgeruch

Schulmedizin: Je nach Ursache

Heilpflanzen: Kamille, Schafgarbe, Taubnessel

Hausmittel: Jogurt

Schwedenkräuter: Sitzbäder

Es wirken: Aloe, Kalmus, Kampfer, Myrrhe, Tormentill

"Alte Handschrift": Schwedenkräuter helfen auch gegen den weißen Fluss.

Würmer

Bei Würmern handelt es sich meistens um Parasiten, die im Darm sitzen und teilweise mit dem Stuhl ausgeschieden werden.

Die Würmer können zu Juckreiz und Gewichtsverlust führen.

Die Wurmbehandlung mit Kräutern und Hausmitteln ist meistens wirkungslos oder gar gefährlich, wenn Giftpflanzen eingesetzt werden. auch auf die Schwedenkräuterbehandlung sollte man sich bei Würmern nicht verlassen.

Wann zum Arzt: Bei Verdacht auf Würmer

Schulmedizin: Medikamente

Heilpflanzen: Bärlauch, Estragon, Rizinus

Hausmittel: Knoblauch

Schwedenkräuter: Umschläge, Innerlich (nur Erwachsene)

Es wirken: Aloe, Eberwurzel, Rhabarber, Sennesblätter

"Alte Handschrift": Ein mit Schwedenkräutern befeuchtetes Tuch auf den Nabel binden und immer feucht halten.

Wunden

Wunden sind offene Verletzungen der Haut. Sie können durch Unfälle oder auch Störungen von innen entstehen (z.b. offenes Bein).

Die Behandlung hängt stark von der Schwere und Art der Wunde ab.

Schulmedizin: Antibiotika, Salben, Wundversorgung

Heilpflanzen: Aloe, Arnika, Beinwell, Kamille, Myrrhe, Ringelblume

Hausmittel: Propolis, Honig, Heilerde

Schwedenkräuter: Umschlag

Es wirken: Aloe, Enzian, Kalmus, Kampfer, Myrrhe, Tormentill

"Alte Handschrift": Wenn eine Wunde alt ist, eitrig oder mit wildem Fleisch, wäscht man sie mit Weißwein und macht dann einen Schwedenkräuter-Umschlag. Alle Arten von Wunden, können öfter mit Schwedenkräutern befeuchtet werden. Man kann auch einen Umschlag auflegen. Brand und Fäulnis soll verhindert werden.

Zahnschmerzen

Zahnschmerzen werden durch Löcher in den Zähnen (Karies), Zähneknirschen oder andere Erkrankungen von Zähnen und Zahnfleisch verursacht.

Es reicht nicht, wenn man die Zahnschmerzen lindert, vor allem muss die Ursache behoben werden.

Wann zum Arzt: Bei Zahnschmerzen

Schulmedizin: Zahnbehandlung

Heilpflanzen: Nelken, Kalmus, Kampfer, Myrrhe, Teebaum

Schwedenkräuter: Mundspülung

Es wirken: Angelika, Kalmus, Kampfer, Myrrhe

"Alte Handschrift": Ein Esslöffel voll mit Wasser mischen und eine Weile im Mund behalten. Schmerzenden Zahn mit einem Lappen befeuchten.

Zittern

Zittern kann ganz verschiedene Ursachen haben. Die Ursachen reichen von Kälte bis hin zur Parkinson-Erkrankung.

Die Behandlung des Zitterns richtet sich vor allem nach der Ursache.

Wann zum Arzt: Bei häufigem unerklärlichem Zittern

Schulmedizin: Je nach Ursache

Heilpflanzen: Baldrian, Hopfen, Johanniskraut, Melisse, Passionsblume

Schwedenkräuter: Innerlich, Leberkompresse

Es wirken: Bibergeil, Muskatblüte, Theriak

"Alte Handschrift": Schwedenkräuter nehmen das Zittern der Hände und Füße.

Zuckerkrankheit - Diabetes mellitus

Die Zuckerkrankheit, meist Diabetes genannt, ist eine häufige Stoffwechselerkrankung des Zuckerstoffwechsels.

Diabetes kann aufgrund von Durchblutungsstörungen zahlreiche schwerwiegende Folgen haben, wie Blindheit, absterbende Gliedmaßen, Herzinfarkt.

Wann zum Arzt: Bei Verdacht auf Diabetes

Schulmedizin: Medikamente, Insulin, Ernährungsumstellung

Heilpflanzen: Artischocke, Beifuß, Wermut, Zimt

Hausmittel: Bewegung

Schwedenkräuter: Innerlich, Oberbauch-Umschläge

Es wirken: Angelika, Eberwurzel, Enzian, Safran, Zitwerwurzel

Zyklusstörungen

Wenn die Menstruationsblutungen unregelmäßig, zu stark, zu schwach oder schmerzhaft auftreten, spricht man auch von Zyklusstörungen.

Viele Frauen leiden unter der einen oder anderen Form von Zyklusstörungen.

Schwedenkräuter können helfen, den weiblichen Zyklus wieder ins Gleichgewicht zu bringen.

Wann zum Arzt: Bei starken Beschwerden

Schulmedizin: Je nach Ursache

Heilpflanzen: Angelika, Frauenmantel, Mönchspfeffer, Schafgarbe, Traubensilberkerze

Hausmittel: Propolis

Schwedenkräuter: Innerlich, Umschlag

Es wirken: Angelika, Kalmus, Kampfer, Manna, Safran

"Alte Handschrift": Gegen Mutterschmerzen nehme man drei Tage lang früh einen Esslöffel voll Schwedenkräuter in rotem Wein. Eine halbe Stunde danach sollte man einen Spaziergang machen. Erst dann frühstücken und zwar ohne Milch. Bei ausfallender oder zu starker Regel die Tropfen drei Tage lang einnehmen und dies zwanzig Mal wiederholen.

Schwedenkräuter im Internet

Im Internet finden Sie auf zahlreichen Webseiten Informationen über Schwedenkräuter.

Speziell zu dem vorliegenden Buch gibt es eine extra Webseite, auf der Sie alle Seiten lesen und durchsuchen können:

Webseite zum Buch:

www.heilen-mit-schwedenkraeutern.de

Webseiten über Schwedenkräuter

Hier finden Sie die Internetadressen von unseren weiteren Schwedenkräuter-Projekten:

www.schwedenkraeuter-selbstgemacht.de

Webseiten über andere Gesundheitsthemen

www.heilkraeuter.de
Heilkräuter-Lexikon, Kräuterwanderungen und vieles mehr.

www.schuessler-salze-liste.de
Schüssler-Salz-Seite mit Infos und Antlitzdiagnose.

www.homoeopathie-liste.de
Über 250 Arzneimittelbilder, Konstitutionstherapie, Potenzen.

www.lexikon-der-aromatherapie.de
Ätherische Öle, Wirkungsweise, Anwendungen.

www.naturkosmetik-selbstgemacht.de
Rezepturen, Foto-Anleitungen, Zutaten, Kräuteröle.

www.akupressurpunkte-liste.de
Gesundheits-Beschwerden mit den Händen behandeln.

www.heilen-mit-wasser.de
Wasser als Heilmittel gegen zahlreiche Beschwerden.

www.euvival.de
Webseiten-Verzeichnis der Autorin Eva Marbach.

Stichwortverzeichnis

Stichwortverzeichnis